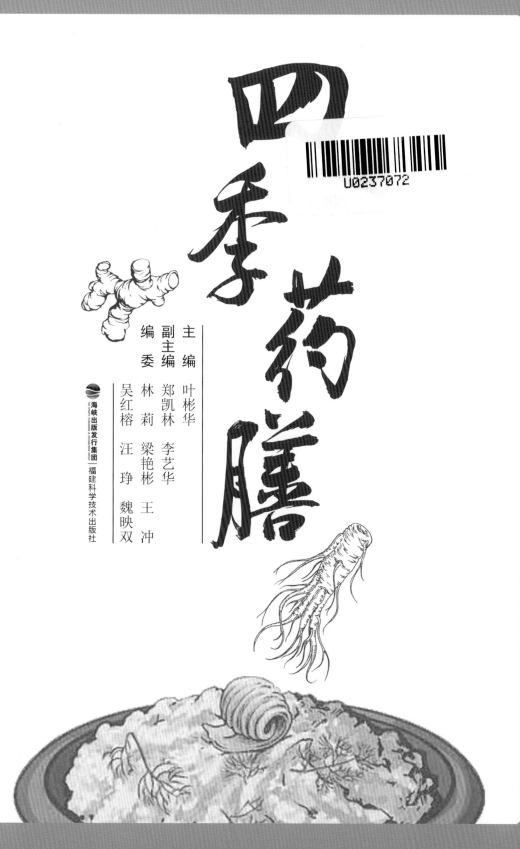

四季药膳

主　编　叶彬华

副主编　郑凯林　李艺华

编　委　林　莉　梁艳彬　王　冲

　　　　吴红榕　汪　玶　魏映双

海峡出版发行集团｜福建科学技术出版社

图书在版编目（CIP）数据

四季药膳 / 叶彬华主编. —福州：福建科学技术
出版社，2022.1
　　ISBN 978-7-5335-6488-9

　　Ⅰ.①四…　Ⅱ.①叶…　Ⅲ.①食物养生－药膳　Ⅳ.
①R247.1②TS972.161

中国版本图书馆CIP数据核字（2021）第105656号

书　　名	四季药膳
主　　编	叶彬华
出版发行	福建科学技术出版社
社　　址	福州市东水路76号（邮编350001）
网　　址	www.fjstp.com
经　　销	福建新华发行（集团）有限责任公司
印　　刷	福建新华联合印务集团有限公司
开　　本	700毫米×1000毫米　1/16
印　　张	11
图　　文	176码
版　　次	2022年1月第1版
印　　次	2022年1月第1次印刷
书　　号	ISBN 978-7-5335-6488-9
定　　价	48.00元

书中如有印装质量问题，可直接向本社调换

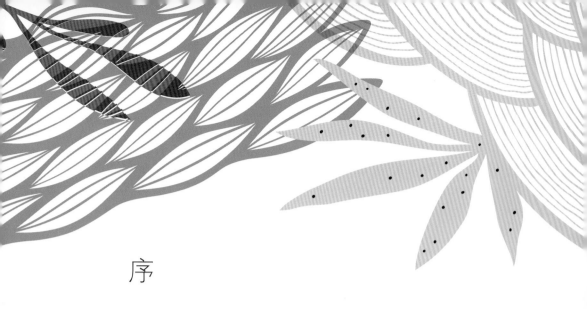

序

　　中医历来重视饮食在养生和疾病防治过程中的作用，《周礼·天官冢宰》记载有"食医、疾医、疡医、兽医。……食医，掌和王之六食、六饮、六膳、百羞、百酱、八珍之齐。"将食医作为四医之首，可见古人对食疗的重视。

　　中医强调"天人合一"，四季气候变化不同，药膳养生同样需要契合四季气候的变化，通过不同的调养护理方法，达到健康长寿的目的。四季药膳养生，就是在中医理论指导下，根据"天人合一"的理念，适时地调养自己的身体以顺应四季的变化，达到阴阳平衡、气血畅通、健康长寿的目的。

　　传统的节气养生药膳，其"天人合一"的"天"以北方气候为主，"人"以北方人群为主，因此我们南方地区的人群食用起来总有些不太契合。南方地区，尤其是福建地区与北方地区相比，四季不是那么分明，24 个节气的划分似乎也不是那么明朗，因此本书以"春、夏、秋、冬"四季为纲，立"孟、仲、季"为目，将四季划分为 12 个部分进行阐述，力求更契合南方地区的气候变化特点。同时结合南方的饮食习惯，选用粥、汤、羹、菜类药膳为主，食材选择上也会突出水产品、猪肉、鸭肉等，削弱牛羊鸡肉的比例。同时选用的药材，在用量上较传统药膳更小，性味较传统药膳更轻，以清补、润燥、清热祛湿等为主，避免大热大补之物等，力求更契合南方人的养生需求。

本书将四季分阴阳，按五行、五味、五色协同五脏的思维方式，对不同季节、不同时节的气候特点、养生重点进行总结，深入浅出地解释顺应时节气候养生与健康的关系。书中围绕不同季节、不同时节，自然气候的变化，重点介绍了不同季节、时节的养生原则和常用食材、药材以及保健药膳。每个药膳除了常规的做法功效外，还有配方分析，力求让广大读者能知其然并知其所以然。同时药膳选方时秉承着操作简单、口感好的原则，初衷就是让更多人接受药膳、喜欢药膳，让药膳更大范围地进入大众日常食谱，更好地发挥其养生保健、治未病的功效。

需要指出的是药膳建议在有经验的医师指导下辨证施膳。由于个人体质不同，病症各异，在服用药膳时或进餐后，如有不适，应立即停止服用，并报告医师。

最后，希望广大中医营养工作者与人民大众携手共进，以正确的中医药养生理论和实践经验指导膳食，充分发挥其优势作用，促进人民群众身体健康，为健康中国添砖加瓦，从中绽放出更加绚丽的光彩。

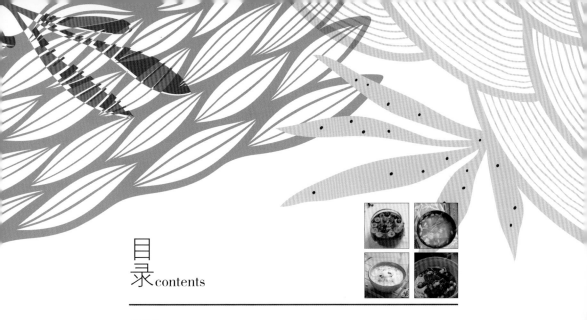

目录 contents

总论篇

春季篇

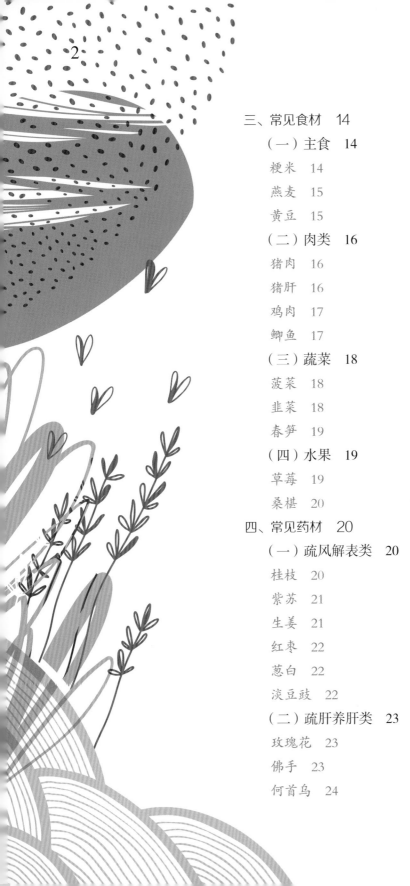

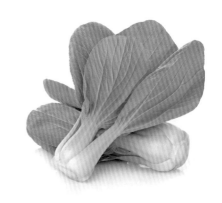

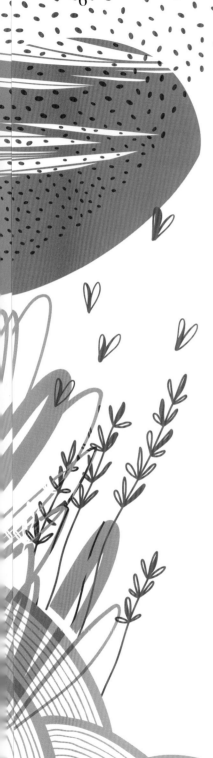

秋季篇

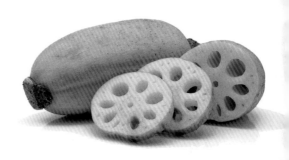

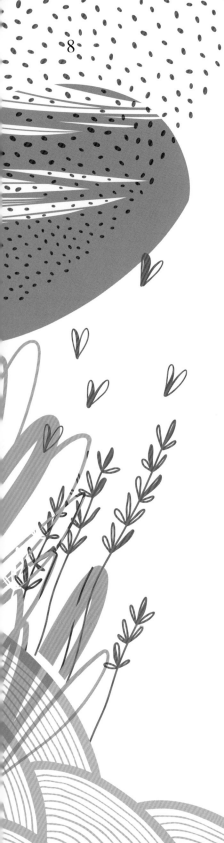

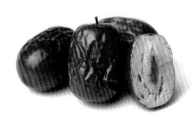

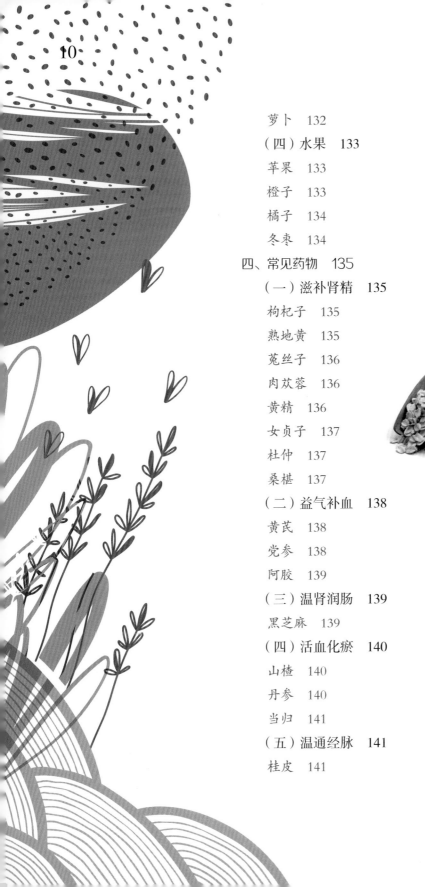

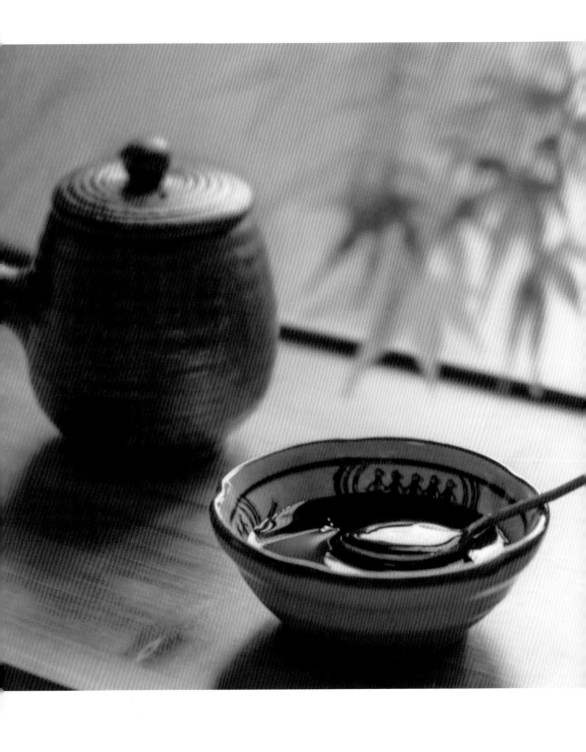

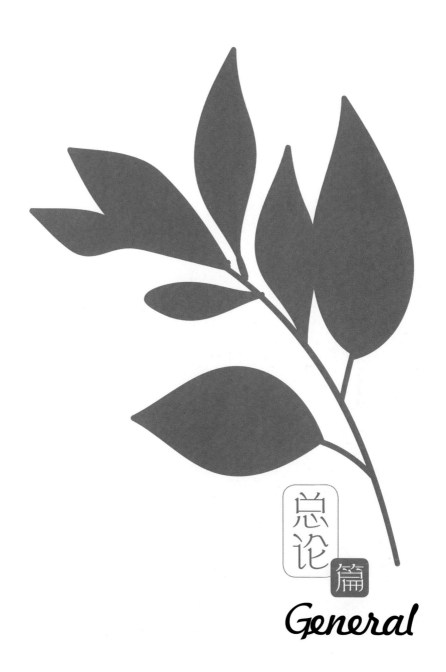

总论篇

General

第一节 | 概述

《黄帝内经》中提出："春天养生，夏天养长，秋天养收，冬天养藏"，即所谓春生、夏长、秋收、冬藏。这表明养生和自然环境变化密切相关。人与自然是一个统一的动态变化的整体，人体的脏腑功能、气血运行与四季的变化息息相关。因此，顺应四时、和于节气、遵循天人合一的养生理念可以帮助人们更好地进行养生保健。

一年分四季，分别为春、夏、秋、冬。按照农历每 3 个月为一季，每一季分孟、仲、季三月。一年 12 个月依次为：孟春、仲春、季春、孟夏、仲夏、季夏、孟秋、仲秋、季秋、孟冬、仲冬、季冬。

《素问·四气调神大论》曰："春三月，此谓发陈……此春气之应，养生之道也；逆之则伤肝……夏三月，此谓蕃秀……此夏气之应，养长之道也；逆之则伤心……秋三月，此谓容平……此秋气之应，养收之道也；逆之则伤肺……冬三月，此谓闭藏……此冬气之应，养藏之道也；逆之则伤肾……"根据四气调神大论的理论，我们要顺应季节来养生，而药膳养生则是其中重要的组成之一。

药膳养生，源远流长。药膳的名称，最早见于《后汉书·烈女传》。药膳是指具有保健、防病、治病等作用的特殊膳食，在中医药学的理论指导下，将食物和药物进行合理组方配伍，采用传统和现代科学技术加工制作，具有独特色、香、味、形、效的膳食。药膳既能在果腹的同时满足人们对美味的追求，又起到保持人体健康、调节生理功能、增强体质、预防疾病等作用。

本书根据四季养生理论，结合药膳特点，按照四季分别制定相应的养生原则，搭配相应的药膳，期望能帮助大众合理养生，达到延年益寿的目的。

第二节 四季养生原则

一、五脏养生原则

一年四季不同，重点养生的脏器也有所不同。《素问·藏气法时论》曰："肝主春……肝苦急，急食甘以缓之。心主夏……心苦缓，急食酸以收之。脾主长夏……脾苦湿，急食苦以燥之。肺主秋……急食苦以泄之。肾主冬……肾苦燥，急食辛以润之。"即春季养肝而生，夏季养心而长，古人在夏季和秋季之间划出长夏（即六月的小暑和大暑），长夏养脾而化，秋季养肺而收，冬季养肾而藏，简而言之就是春生、夏长、秋收、冬藏。

二、五色养生原则

依据五行理论，不同脏器对应不同的季节、食材颜色、食材性味，因此我们养生应顺应四时而为。

春季色属青，青色入肝，可以多食用青色的食物，如多吃荠菜、茼蒿等新鲜天然绿色蔬菜，味美而且营养价值高。

夏季色属赤，赤（红）色入心，可以多食用红色的食物，以达到养心的目的。如赤小豆、西红柿等都是较好的选择。

长夏色属黄，黄色入脾，可多食用黄色的食物，如南瓜、红薯、橙子、陈皮等。

秋季色属白，白色入肺，秋季应多食用白色的食物，如萝卜、梨子、北沙参、百合等。

冬季色属黑，黑色入肾，冬季宜多食用黑色食物，如黑芝麻、黑米、黑豆等。

三、五味养生原则

春对应肝，宜食甘，如粳米、牛肉、枣、蜂蜜、饴糖可健脾以抑肝旺。应少食酸性食物，避免助长肝阳。

夏对应心，宜食酸，酸味具有收敛固涩的作用，夏季气候炎热，汗多，可加乌梅、山楂，收敛止汗开胃。夏季养心阳，宜食酸助肝气疏泄升发，以木生火，从而有助于心阳旺盛。

长夏对应脾，宜食咸，咸入肾，脾为后天之本，肾为先天之本，食咸增强肾精，通过补先天之本达到补后天之本的目的。这里的咸味食物，并不是指含盐量多、味道咸的食物，主要是指食材的性味为咸，如贝类、海带等。长夏时节雨水多、湿气重，长夏五脏对应脾，脾喜燥恶湿，我们在长夏也可稍食苦以燥之，如陈皮等。

秋对应肺，宜少辛多酸，辛味归肺，秋季应少吃辛味东西避免肺气太盛；酸味归肝属木，金克木，肺气太盛容易损伤肝的功效，故秋天"增酸"，以增强肝的功能，抵御过盛的肺气的侵入，如梨、葡萄、枇杷等。肺气上逆易出现咳嗽、气喘等症状，此时宜食苦以泄肺气。可选用白果、桑叶、杏仁等肃降肺气之品。

冬对应肾，宜食辛。寒为冬季主气，具有寒冷、凝结特性，寒性凝滞，阻碍气血运行，辛味多温，具有行气、行血、发散的作用。因此冬季宜食辛温，如八角、桂皮、豆蔻、砂仁等。

五谷为养，五果为助，五畜为益，五菜为充。气味合而服之，以补精益气。此五者有辛酸甘苦咸，各有所利，或散或收，或缓或急，或坚或软。四时五脏，病随五味所宜也。

四、四气养生原则

"四气五味"最早记载于中医经典著作《神农本草经》之中。四气分为寒、热、温、凉四种。

春天阳气上升，人也需顺应自然，保护体内的阳气，使之不断充沛起来，此时适宜吃葱、蒜、韭菜等温补阳气的食物。

夏天阳气已盛，暑热盛行，需注意清热防暑，可吃些苦瓜、百合、菊花等性味偏凉的食物，有解热除烦、促进食欲等功效。

秋天阴气已升，养生离不开"收养"这一原则，要把滋阴润燥作为首要任务，可以吃些芝麻、蜂蜜、梨、石榴、莲藕等食物来润燥。

冬天阴气极盛，阳气偏弱，应以敛阴护阳为根本，可以吃一些性温热的食材，如羊肉、鸡肉等，帮助温养气血。

五、扶正养生原则

一年四季，有四季五补之说。春季，对应五脏属肝，需升补，补肝，药膳用何首乌肝片；夏季，对应五脏属心，需清补，补心，药膳用玉竹心子；长夏，对应五脏属脾，需淡补，补脾，药膳用茯苓包子；秋季，对应五脏属肺，需平补，补肺，药膳用白及萝卜炖猪肺；冬季，对应五脏属肾，需温补，补肾，药膳用枸杞子羊肾粥等。

春季属肝，肝为血脏、刚脏，宜柔肝补肝血，常用如枸杞子、桑椹、白芍等进行调养；夏季暑热易耗气伤阴，宜补气养阴液，常用如西洋参、玉竹等进行调养；秋季属肺，气候干燥，容易出现肺阴亏虚，常用如百合、北沙参、麦冬等进行调养；冬季气候寒冷，属肾脏，容易出现肾阳亏虚，常用如杜仲、巴戟天等进行调养。

脾为后天之本，四季均应补脾。春季气候稍回暖，雨水多，宜健脾祛湿，多选用性平或偏温、味甘的药物进行养生，如党参、茯苓、砂仁等；夏季气候炎热，雨量大，宜健脾清湿热，多选用性凉、味甘或苦的药物进行养生，如薏苡仁、莲子、荷叶等；秋季容易罹患秋泻，宜健脾渗湿，多选用具有收敛特性的健脾类药物进行养生，如茯苓、芡实、山药等；冬季天气寒冷，进食量增加，宜健脾温胃助运，可选用黄芪、干姜、胡椒等。

六、祛邪养生原则

春季多风，宜疏散风寒，可选用葱白豆豉粥；夏季暑重，宜清热解暑，可选用绿豆百合粥；长夏湿重，健脾同时应祛湿，可选用薏苡仁煲海带；秋季多燥，宜润其燥，可选用杏梨饮；冬季寒冷，宜温阳补虚寒，注意避免生冷、较硬的食物损伤脾阳，同时为避免过分进补导致内火旺盛、肥胖等，可选用山楂白萝卜炖羊肉。

第三节 | 新时代的药膳特点

在新时代，药膳养生有以下特点：

（1）古今气候变化大，现代社会在温室效应的影响下全球气候均在回暖，加之现代人生活水平提高，保暖御寒措施日益完善，导致现代人对药膳温补的需求不如古人。因此现代药膳温的补药材相比以前应适当减少，食材选用的性味宜更温和、平和，以达到徐徐图之的目的。此外，新时代下药膳需要根据现代气候的变化进行适当的调整，以更好地适应现代人群的养生需求。我们以福建地区为例，根据福建气候公报中季节划分为：冬季（12 月~次年 2 月）、春季（3~4 月）、雨季（5~6 月）、夏季（7~9 月）、秋季（10~11 月）。福建地区的气候特点：四季气温皆偏高，雨季结束迟、历时长、雨量多。这些气候变化的特点导致福建等东南沿海地区人群的养生中更多地会选择健脾祛湿清热的药膳，福建闽南地区多采用生姜、鸭肉等进行养生，如著名的姜母鸭；

还经常采用茯苓、芡实、莲子、山药进行养生，就是耳熟能详的"四神"，当地人常用来炖鸭、炖猪肚等，都是健脾的良方。

（2）中国幅员辽阔，不同的地域，气候特点差异大，如西北地区，气候寒冷，饮食多辛辣温热；东南地区，气候温热，饮食多甘淡寒凉。同样都是温里的药膳，不同的地区有不同的用法，如在寒冷的东北地区，药物用量宜重；在温热的东南地区，药物则宜轻等。不同地域的人群需要根据各地的气候特点，在原有的药膳基础上进行适当的加减以更好地满足不同区域人群的养生需求。本书主要立足于东南沿海一带的气候及地域特色进行编写。

（3）与古代相比，现代人类的疾病谱发生了很大的变化，最明显的表现为糖尿病、高血压病、高脂血症、高尿酸血症等慢性病发病率明显升高。鉴于这一点，在传统药膳的基础上，我们需要对一些含糖量高、含盐量高、煲汤类的药膳进行相应的改良，以便更好地适用于现代人群。如内脏类药膳玉竹心子，采用的食材就是猪心，我们可将猪心减量，或者延长服用周期，以达到控制胆固醇摄入的目的，同时获得滋阴养心的保健功效。再比如我们养生药膳有许多养生粥，这些粥不但滋补美味，而且操作简单，大家接受度比较高。但是传统的养生粥多增加糖作为调味，根据现代营养学理论，不推荐食用过多的精制糖，如砂糖、红糖、冰糖等。因此我们可以适当进行改良，如减少糖的用量或者采用其他天然甜味食物，如红枣、枸杞子等果干进行替换调味，既保持了膳食的甜味，避免精制糖摄入过多，又增加了营养价值。

第四节 药膳制作要点

《黄帝内经》曰："药以祛之，食以随之。"药膳将食材和药材相结合，药借食力，食助药威，两者相辅相成，达到防病治病、强身健体的功效。但药膳往往因为口感不佳，使很多人对其望而却步。下面我们介绍一些药膳制作小技巧，让药膳的美味和功效可以两全其美。

（1）药膳制作以膳食为中心。各种主食、肉类、水产类、蔬果等食材，同样具有各种保健的功效。因此药膳制作应在膳食烹调制作的基础上加少量的药物，用来加强主原料的功效，突出主原料的风味，强调药香味。切忌本末倒置，将药膳做成满满中药味。

（2）药膳制作的方式和调味也很重要。药膳要做到食材美味和少许药香，味道中不要出现过多中药的苦涩味。以下几种方法可以减少药膳中的中药味：①以炖煮煨煲等方法烹调的药膳，药材用量宜小，确保汤和主食材有药香，无苦涩味；②还有一种不见药材的药膳，多采用药物煎煮浓缩等方法制作成药液，烹调时用药汁浸泡或加入食材一起烹调，或炒或煮或蒸，或者烹调后加入适当药汁调味即可；③药物研成细粉，适用于勾芡或制作面点、糕点等。

结合现代营养特点，药膳的烹饪方式尽量选择蒸、煮、炖、煨，避免煎、炸、烤等方式。

（3）药膳需要辨证施膳。辨证要求依据不同的人群、不同疾病情况，以中医理论为主要依据制定相应的药膳原料。仅凭一方或一膳统治高血压病、糖尿病等做法都是不严谨、不推荐的。建议在专业医师指导下使用药膳保健。

孕妇、乳母、儿童不推荐常规食用药膳，如果需要食用药膳，建议在医师指导下食用。

本书所推荐的药膳，粥/饭/菜肴类食谱按照2人份推荐量制作，汤类食谱按照1人份推荐量制作，可根据个体情况再适当调整。

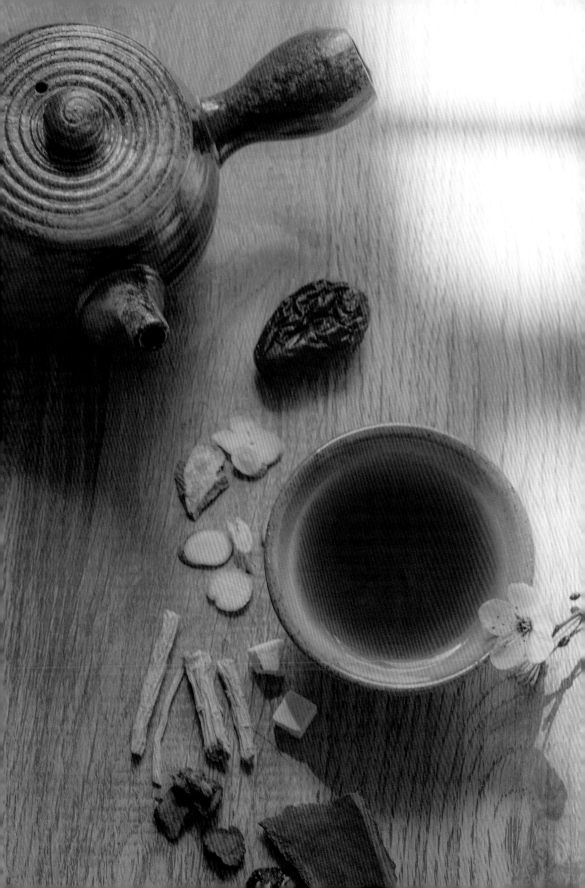

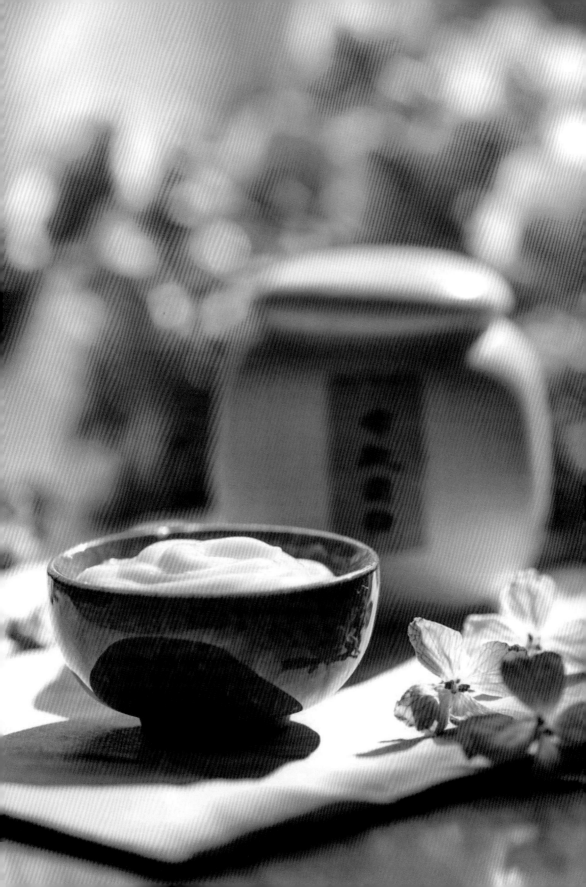

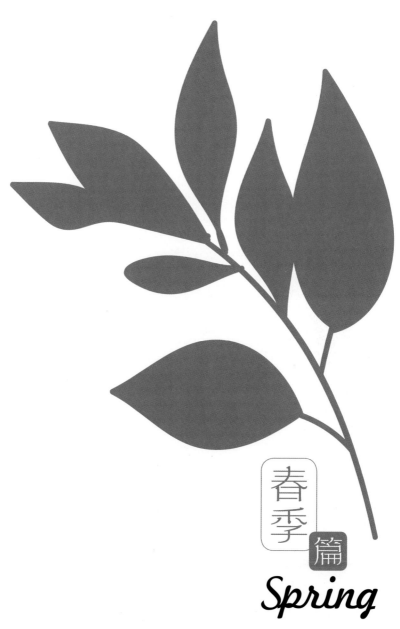

春季篇

Spring

第一节 | 春季概述

《遵生八笺》曾释:"东方为春,春者,出也,万物所出也,东者,动也,阳气动物,于时为寿。"道出了春季的时令特点——"春生"。"春夏养阳"即指人体阳气顺应自然,向上向外疏发,因此要注意保卫体内的阳气,凡有损阳气的行为都应避免。"春与肝相应",春季养生需要从养肝护肝入手。

一、常见疾病、症状及病因病机

春季多风,风为阳邪,其性开泄,易袭阳位,说的就是风邪容易使腠理疏泄而不闭,常乘虚而入伤及人体的上部(头面)、阳经和肌表,因此春季多发肺卫表证,常可见头痛、汗出、恶风、鼻塞流涕、咳嗽咳痰等。这也和春季细菌、

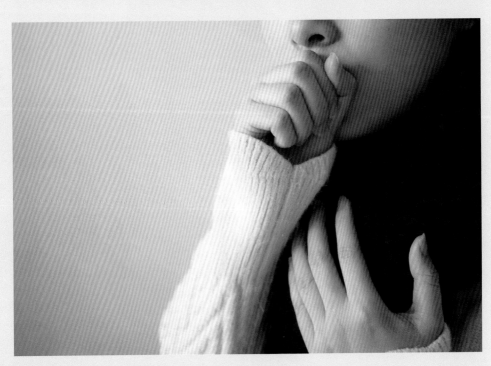

病毒繁殖，容易出现流行性感冒等呼吸道疾病的情况相一致。

风邪还具有善行而数变的特点，指风邪致病具有病位游移、行无定处的特性。如风疹块，即有皮肤瘙痒，发无定处，此起彼伏之特点。以风邪为先导的外感病，发病多急，传变亦较快。

春属于肝，肝气不疏，内结于心，易发为郁证。女子更容易伤春，在春季女子更容易感情抑郁，诱发心理疾病。常见症状为悲伤、绝望、焦虑、自卑、自责。肝阳上亢的老人，特别容易出现头痛、晕眩，这就是中医所说的"春气者诸病在头"。

我国南方地区的春季多春雨绵绵，湿气重，加之初春气候偏寒，容易出现关节肿胀疼痛、麻木重着等不适。亦常因为湿性重浊而黏腻，而出现头身沉重如裹、四肢困倦等症状。

二、饮食养生要点

《黄帝内经》曰："春三月，此谓发陈"，春季是推陈出新、生命萌发的时节。阳气升发，人体机能也处于旺盛之时。春在五行中属木，木应五脏为肝，故立春时节肝气最旺，肝喜调达，此时应注重养肝护肝、疏肝理气。五行中肝木克脾土，五味中酸入肝，多食酸易致肝气旺盛从而损伤脾胃，且酸味性收敛不利于阳气的升发和肝气的疏泄。因此春季饮食养生有以下几个要点。

（1）宜养肝疏肝。春季养生应有目的地选择一些养肝柔肝、疏肝理气的药材、食材，如枸杞子、玫瑰花、佛手等药材以及肝脏、豆豉、葱、香菜等食品灵活地进行配膳。

（2）宜健脾祛湿。南方春季多雨水，湿气重，湿邪易困脾，故可选用一些健脾祛湿的食物或药物如薏苡仁、茯苓等。

（3）宜养阳固表。中医认为，阳气对人体起着保卫作用，可以使人体坚固，免受自然界六淫之气的侵袭。春季多发肺系疾病，饮食上应选用能增强人体抵抗力，抵御以风邪为主的食材、药材来进行养生保健。明代著名医学家李时珍在《本草纲目》里引《风土记》里的主张："以葱、蒜、韭、蒿、芥等辛辣之菜，杂和而食。"除了芥、蒿等野菜现已较少食用外，葱、蒜、韭可谓是养阳的佳蔬良药。

饮食养生原则是根据一般情况提出来的，在应用中还必须因人、因时、因地、因病制宜，这样才有益健康。同时需要注意的是，虽然均为春季养生原则，但因时节不同，养生原则亦有所侧重。

三、常见食材

（一）主食

粳米

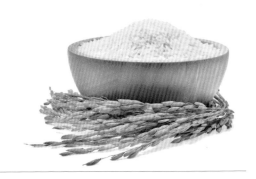

【性味】甘，平。

【归经】入脾、胃、肺经。

【功效】健脾益气，和胃除烦。

【营养成分】每100克粳米含有热量118千卡（1千卡≈4.18千焦）、蛋白质7.7克、脂肪0.6克、碳水化合物77.4克、钙11毫克、铁1.1毫克。且含有少量B族维生素和乙酸、琥珀酸、延胡索酸等有机酸。

需要注意的是粳米含丰富的微量元素，但多存在于谷皮中，平时不宜多食细粮，避免因谷皮丢失，减少无机盐和维生素的摄入。此外，粥饭虽补人，但不可过量。

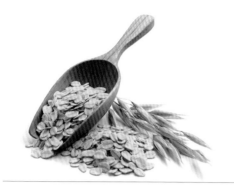

燕麦

【性味】甘，平。

【归经】入脾、胃、肝经。

【功效】补益脾胃，润肠。

【营养成分】每100克燕麦含热量338千卡、蛋白质15克、脂肪6.7克、饱和脂肪酸1.2克、碳水化合物66.9克、膳食纤维5.3克、钙186毫克、铁7毫克、锌2.59毫克。

现代研究发现燕麦具有降血脂、降胆固醇的功效。除可作为预防和治疗高脂血症的保健食品外，燕麦还富含膳食纤维，有润肠通便的功效。

黄豆

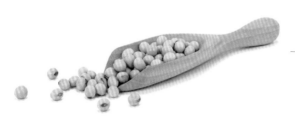

【性味】甘，平。

【归经】入脾、胃、大肠经。

【功效】宽中导滞，健脾利水。

【营养成分】每100克黄豆含热量390千卡、蛋白质35克、脂肪16克、碳水化合物34.2克、钙191毫克、磷465毫克、铁8.2毫克、胡萝卜素0.22毫克、维生素B_1 0.41毫克、维生素B_2 0.2毫克、烟酸2.1毫克。还含有卵磷脂，大豆皂醇A、B、C、D、E等各种物质。

黄豆中蛋白质含量高，且为优质蛋白，不论在量还是质上都可以和瘦肉、鸡蛋相媲美。不过黄豆难消化，不宜大量进食；同时黄豆易产气，术后患者少用。

（二）肉类

猪肉

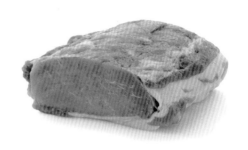

【性味】甘、咸，微寒。

【归经】入脾、胃、肾经。

【功效】补肾滋阴，润燥，益气养血。

【营养成分】每100克猪肉含热量395千卡、蛋白质13.2克、脂肪37克、碳水化合物2.4克、胆固醇80毫克、烟酸3.5毫克、维生素B_2 0.16毫克、视黄醇A当量*18微克等。

需要注意的是，猪肉中脂肪和胆固醇含量比牛羊肉略高。

猪肝

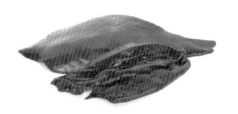

【性味】甘、苦，温。

【归经】入脾、胃、肝经。

【功效】养肝明目，补气健脾。

【营养成分】每100克猪肝含热量126千卡、蛋白质19.3克、脂肪3.5克、碳水化合物5克、维生素B_1 0.21毫克、钙6毫克、维生素B_2 2.08毫克、烟酸15毫克、铁22.6毫克、维生素C 20毫克、维生素E 0.86毫克、锌5.78毫克、胆固醇288毫克、钾235毫克、磷310毫克、钠68.6毫克、硒19.21微克。

猪肝含铁较高，是补血佳品，同时维生素A含量较高，能改善夜盲症等；但是胆固醇含量高，高脂血症患者需慎用。

---

* 视黄醇当量：包括视黄醇和 β 胡萝卜素在内的具有维生素A活性物质所相当的视黄醇量。是为了统一计量膳食中的维生素A而提出的一个概念。膳食或食物中总视黄醇当量（μg）= 视黄醇（μg）+0.167× β 胡萝卜素（μg）+0.084× 其他维生素A原类胡萝卜素（μg）。

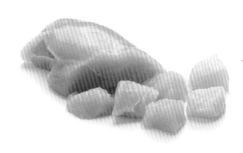

鸡肉

【性味】甘，温。

【归经】入脾、胃经。

【功效】温中补脾，益气养血，补肾益精。

【营养成分】每100克鸡肉含热量167千卡、蛋白质19.3克、脂肪9.4克、碳水化合物1.3克、钙9毫克、磷156毫克、铁1.4毫克。

鸡肉蛋白质含量高，脂肪含量少，是老年人和心血管疾病患者比较理想的蛋白质来源。

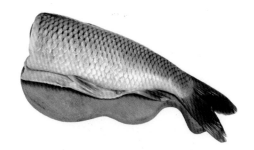

鲫鱼

【性味】甘，平。

【归经】入脾、胃、大肠经。

【功效】健脾和胃，利水消肿。

【营养成分】每100克鲫鱼含热量108千卡、蛋白质17.1克、碳水化合物3.8克、脂肪2.7克、钾290毫克、磷193毫克、胆固醇130毫克、钙79毫克、钠41.2毫克、镁41毫克、维生素A 17微克、硒14.31微克、烟酸2.5毫克、铁1.3毫克。

"鲫鱼性和缓，能行水而不燥，能补脾而不濡。"鲫鱼常用于治疗脾胃虚弱、水肿等。

（三）蔬菜

菠菜

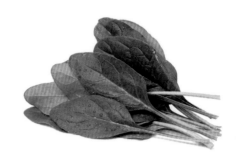

【性味】甘，平。

【归经】入肝、胃、大肠、小肠经。

【功效】养血，止血，平肝，润燥。

【营养成分】每100克菠菜含热量28千卡、蛋白质2.6克、脂肪0.3克、碳水化合物4.5克、钾311毫克、磷47毫克、钙66毫克、钠85.2毫克、镁58毫克、硒0.97微克、铁2.9毫克。

注意，菠菜含草酸较多，容易与含钙丰富的食物形成草酸钙，不利于钙吸收。体虚便溏者不宜多食用。肾结石患者慎用。

韭菜

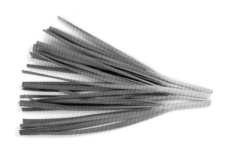

【性味】辛，温。

【归经】入肾、胃、肺、肝经。

【功效】补肾，温中，行气，散瘀。

【营养成分】每100克韭菜含热量25千卡、蛋白质2.4克、脂肪0.4克、碳水化合物4.6克、钾247毫克、磷38毫克、钙42毫克、钠8.1毫克、镁25毫克、硒1.38微克、铁1.6毫克。

现代研究发现韭菜含有的挥发性精油及硫化物具有降低血脂的功效。同时韭菜富含膳食纤维，有利于通便。

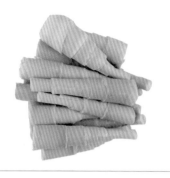

春笋

【性味】甘，微寒。

【归经】入胃、肺经。

【功效】清热化痰，利尿。

【营养成分】每100克春笋含热量25千卡、蛋白质2.4克、脂肪0.1克、碳水化合物5.1克、钾300毫克、磷36毫克、钙8毫克、钠6.0毫克、镁8毫克、硒0.66微克、铁2.4毫克。

竹笋鲜美，自古被视为菜中佳品，故有山珍之誉，其鲜味可能与其中含有的呈味氨基酸有关。竹笋中膳食纤维含量多，有利于排便，故有清肠消胀之功。注意，脾胃虚弱者慎用。

（四）水果

草莓

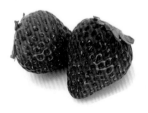

【性味】甘、酸，凉。

【归经】入脾、肺经。

【功效】润肺生津，健脾。

【营养成分】每100克草莓含热量32千卡、蛋白质1.0克、脂肪0.2克、碳水化合物7.1克、钾131毫克、磷27毫克、钙18毫克、钠4.2毫克、镁12毫克、硒0.70微克、铁1.8毫克。

草莓营养价值丰富，含有多种维生素、果酸、果胶、纤维和花青素，尤其是维生素C，其含量比苹果、葡萄都高7~10倍。草莓中富含丰富的胡萝卜素与维生素A，有助于保护视力。富含丰富的膳食纤维，可促进胃肠道的蠕动，能助消化、防便秘。

桑椹

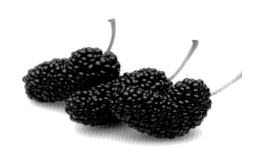

【性味】甘、酸，寒。

【归经】入心、肝、肾经。

【功效】补血滋阴，生津润燥。

【营养成分】每 100 克桑椹含热量 57 千卡、蛋白质 1.7 克、脂肪 0.4 克、碳水化合物 13.8 克、钾 32 毫克、磷 33 毫克、钙 37 毫克、钠 2.0 毫克、硒 5.65 微克、铁 0.4 毫克。

桑椹含有丰富的葡萄糖、蔗糖、果糖、有机酸以及胡萝卜素、维生素 C、维生素 B_1、维生素 B_2 等。

四、常见药材

（一）疏风解表类

桂枝

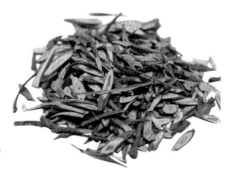

【性味】辛、甘，温。

【归经】入心、肺、膀胱经。

【功效】发汗解肌，温通经脉，助阳化气。

【现代药理研究】镇静，镇痛，抗惊厥，增加冠状动脉血流量，双向调节心率，扩张外周血管，利尿，降低血压，双向调节胃肠道平滑肌，增强免疫，对抗骨骼肌痉挛。

紫苏

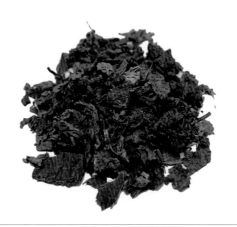

【性味】辛，温。

【归经】入肺、脾经。

【功效】散寒解表，理气宽中。

【现代药理研究】降气化痰，止咳平喘，抑菌，解热，理气止痛，润肠通便，安胎，镇静，改善记忆，抗氧化，抗抑郁，止血，抗血栓，降血压，抗炎，抗过敏，保肝，抗肿瘤，调节糖脂代谢等。

生姜

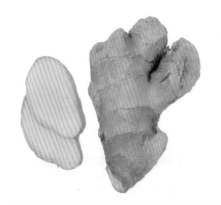

【性味】辛，微温。

【归经】入肺、脾、胃经。

【功效】解表散寒，温中止呕，化痰止咳。

【现代药理研究】促进消化，改善血液循环，缓解前庭刺激症状，抗炎抑菌，抗肿瘤，抗氧化活性，增强免疫，健胃，抗胃溃疡，利胆，护肝，强心。

红枣

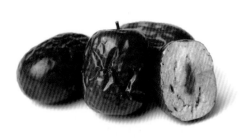

【性味】甘，平。

【归经】入心、脾、胃经。

【功效】补中益气，养血安神，调和药性。

【现代药理研究】促进免疫，抗氧化，降脂，抗肿瘤。

葱白

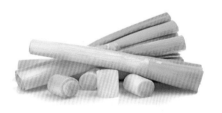

【性味】辛，温。

【归经】入肺、胃经。

【功效】发汗解表，通阳，利尿。

【现代药理研究】降血脂，抗氧化，抑制血小板聚集，扩张冠状动脉，改善缺血心肌的代谢，改善人体血液循环。

淡豆豉

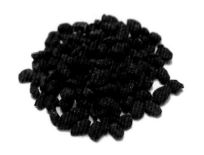

【性味】苦、辛，凉。

【归经】入肺、胃经。

【功效】解表，除烦，宣发郁热。

【现代药理研究】调节血脂，抗动脉硬化，降糖，抗肿瘤，抗骨质疏松，调节免疫。

（二）疏肝养肝类

玫瑰花

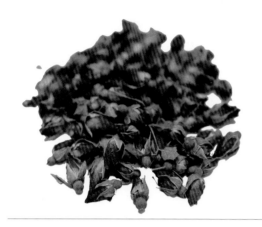

【性味】甘、微苦，温。

【归经】入肝、脾经。

【功效】行气解郁，和血，止痛。

【现代药理研究】营养心肌，增加心肌血流量，降低血黏度，降低血小板聚集率，抗氧化活性，抑菌，调节血糖，调节血脂，抑制乳腺癌等。

佛手

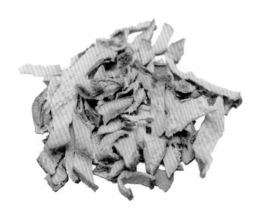

【性味】微苦，微温。

【归经】入肝、胃经。

【功效】疏肝理气，和胃降逆。

【现代药理研究】调节血脂，改善胰岛素抵抗，清除氧自由基，抑菌，抗肿瘤，松弛平滑肌，抗凝血和光敏，抗血小板，抗炎，抗抑郁。

何首乌

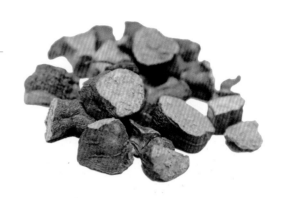

【性味】苦、甘、涩，温。

【归经】入肝、心、肾经。

【功效】补益精血，润肠通便。

【现代药理研究】抗衰老，提高免疫力，改善造血环境，降血脂，抗动脉粥样硬化，改善记忆，抗疲劳，抗炎，抗菌，抗癌，保护心肌，治疗脱发，乌发等。

枸杞子

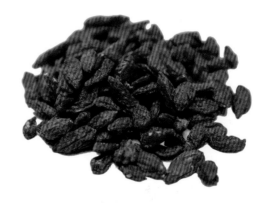

【性味】甘，平。

【归经】入肝、肾、肺经。

【功效】滋补肝肾，明目，润肺。

【现代药理研究】抗氧化，抗肿瘤，抗炎，护肝，保护神经，抗微生物，抗辐射等。

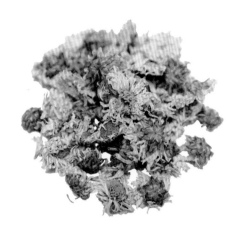

菊花

【性味】甘、苦，微寒。

【归经】入肺、肝经。

【功效】散风清热，平肝明目。

【现代药理研究】抗氧化，抑菌，抗肿瘤，抗炎，抗病毒，抗诱变，驱铅，抗衰老，耐疲劳，护肝，抗基因毒性，抗黑色素沉着，抗溃疡，抗疟原虫，免疫调节和促进胆固醇代谢等。

天麻

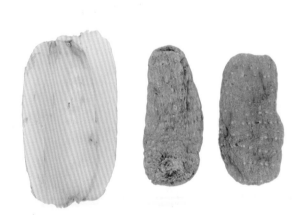

【性味】甘，平。

【归经】入肝经。

【功效】平肝，息风，止痉。

【现代药理研究】催眠，镇静，抗惊厥，抗眩晕，镇痛，保护心肌细胞，降血压，抗血小板聚集，抗血栓，增强免疫力，抗氧化，保护神经细胞，治疗耳聋和耳鸣。

（三）健脾祛湿类

茯苓

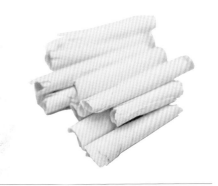

【性味】甘、淡，平。

【归经】入心、肺、脾、肾经。

【功效】利水渗湿，健脾宁心。

【现代药理研究】免疫调节，利尿，护肝，抗氧化，抗病毒肿瘤等。

砂仁

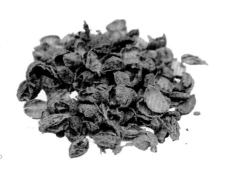

【性味】辛，温。

【归经】入脾、胃、肾经。

【功效】化湿开胃，温脾止泻，理气安胎。

【现代药理研究】抗溃疡，抗腹泻，促进胃排空和肠道蠕动，利胆，镇痛，抗炎，抗血小板聚集和延长凝血时间等。

白豆蔻

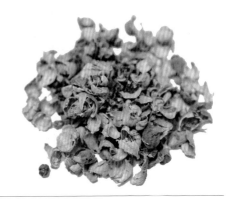

【性味】辛，温。

【归经】入肺、脾经。

【功效】行气，暖胃，消食，宽中。

【现代药理研究】抑菌，平喘，促进胃液分泌，促进肠道蠕动，抗结核。

第二节 | 孟春

一、气候特点

孟春是指春季的首月，即农历正月，又名早春、初春。一元复始、万象更新、阳气始升之际，大自然欣欣向荣。然冬寒尚存，冬雪退尽，春风伊始，寒气仍盛；春雨渐至，湿气渐增。包含立春、雨水两个节气。

二、养生原则——侧重于养阳固表

春天气候乍暖还寒，易冷暖骤变，加之春季多风，风邪最易侵袭肺卫，因此春季常多发肺系疾病，如 2020 年的新型冠状病毒肺炎。中医认为，阳气对人体起着保卫作用，可以使人体坚固，免受自然界六淫之气的侵袭。饮食上应该选用能增强人体抵抗力、抵御风邪的食材、药材来进行养生保健。

孟春虽然需要养阳固表抵御邪气，但孟春仍处于春季，春在五行中属木，木应五脏为肝，春季时节肝气最旺，肝喜调达，此时应注重养肝护肝、疏肝理气。

三、推荐药膳

杞实粥

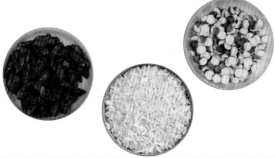

【功效】养肝补肾，健脾益精。

【原料】枸杞子 10 克，芡实 15 克，粳米 100 克。

【制作方法】提前浸泡好芡实，将粳米和芡实入锅煮熟，出锅前加入枸杞子焖 5~10 分钟即可食用。

【食用方法】每周 2~3 次，可作早、晚餐主食。

解析 枸杞子滋补肝肾、润肺，枸杞子多糖能调节免疫、延缓衰老；芡实补脾益肾，不饱和脂肪酸、粗纤维含量丰富，可降脂、促进肠道蠕动；粳米和胃健脾益气。三味同煮成粥符合立春节气补肝肾、益脾胃的养生特点。同时该药膳粥口味清淡、营养丰富，符合立春养生以平补为宜之义。

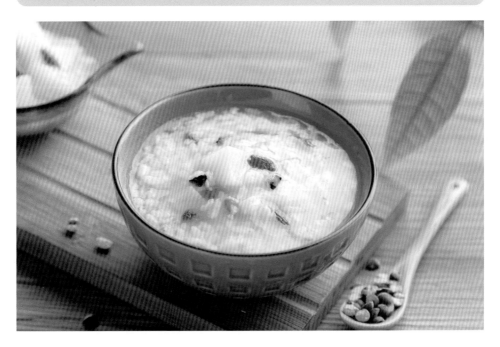

黄芪肉苁蓉桂枝炖肉

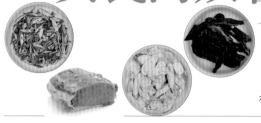

【功效】益气补肾，通阳固表。

【原料】黄芪3克，肉苁蓉3克，桂枝0.5克，猪里脊肉75克。

【制作方法】黄芪、肉苁蓉、桂枝洗净，布包，浸泡半小时。猪里脊肉切块。将药包和猪肉块共同放入炖盅中，大火煮开，小火煮30分钟，出锅调味即可食用。

【适应证】尤其适用于老年人。

【食用方法】每周1~2次，佐餐食用。

(解析) 桂枝散风寒、温经通痹，与黄芪配伍，益气温阳、和血通经；肉苁蓉补肾阳、益精血、润肠通便；猪肉补肾滋阴润燥、益气养血消肿。药与膳结合组成一道益气补肾、通阳固表之佳肴。此节气气温乍暖还寒、冷暖骤变，可常食此膳以增强人体抵抗力，抗御风邪。

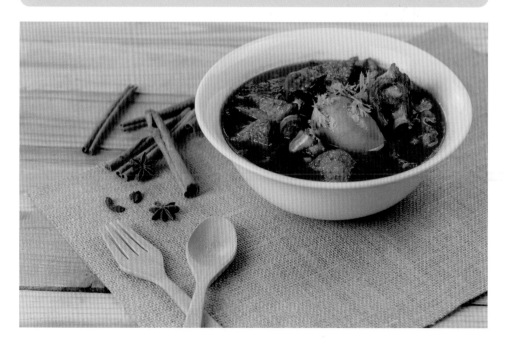

陈皮烧肉

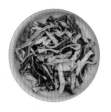
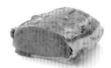

【功效】理气调中。

【原料】陈皮 1.5 克，猪肉 100 克，葱姜、调味料适量。

【制作方法】猪肉切条入油锅炒至七分熟，倒入清水，大火煮开，将姜片、葱段、洗净布包的陈皮、调味料等一同放入锅内，小火煮至汁稠即可起锅。

【食用方法】每周 1~2 次，佐餐食用。

解析 陈皮理气调中、燥湿化痰；猪肉补肾滋阴、益气养血、消肿，含有人体全部必须氨基酸，同时猪肉富含铁，可改善缺铁性贫血；陈皮与猪肉同食还可解腻消脂。"见肝之病，知肝传脾，当先实脾。"春季属肝，立春肝气旺盛易损伤脾胃，该药膳以健脾理气为出发点，从而达到疏肝理气功效。

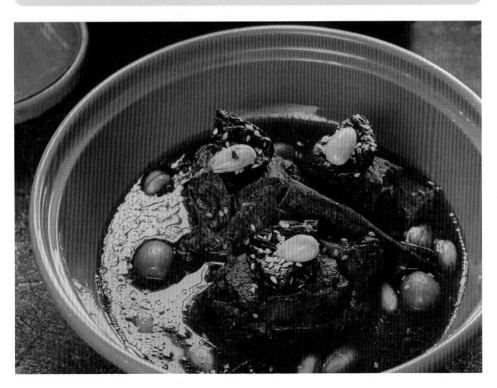

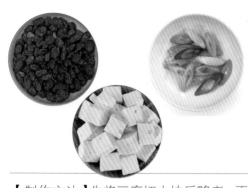

葱白炖豆腐

【功效】解表发汗。

【原料】淡豆豉 15 克，葱白 25 克，豆腐 1 块。

【制作方法】先将豆腐切小块后略煮，再放入淡豆豉、葱白煮熟，调味即可食用。

【食用方法】每日 1 次，佐餐食用。

解析 淡豆豉性寒，解表之力强，外感寒热、暑湿及饮食不运者皆可用；葱白发散风寒邪气，淡豆豉配伍葱白，可用于风寒、风热等外感病症；豆腐益气和中。三者共成扶正解表发汗之膳。外感时趁热饮汤，吃豆腐，盖被而卧，出微汗，即可祛除风寒。葱白炖豆腐正适合多风之春季食用。

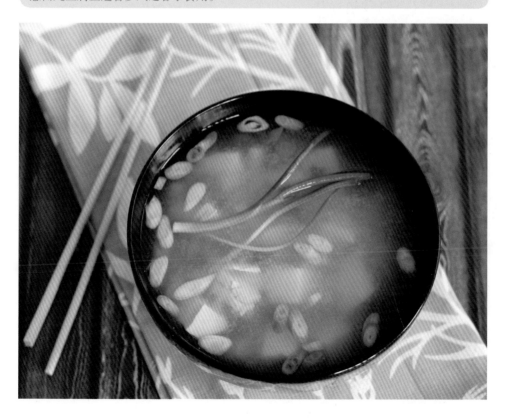

玫瑰红枣饮

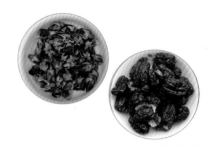

【功效】理气解郁，益胃安神。

【原料】干玫瑰花 3 克，小红枣 3 个。

【制作方法】小红枣掰开，和干玫瑰花一起加适量水煮沸即可。

【食用方法】每周 2~3 次，随量饮用。

解析 玫瑰花疏肝理气解郁，可缓解疲劳、调节内分泌；红枣补益心脾、养血安神，含有多种维生素。季春宜疏肝健脾，加之春季女性特别容易出现"伤春"的情绪，可选用这个茶饮作为该时节日常的养生茶饮。

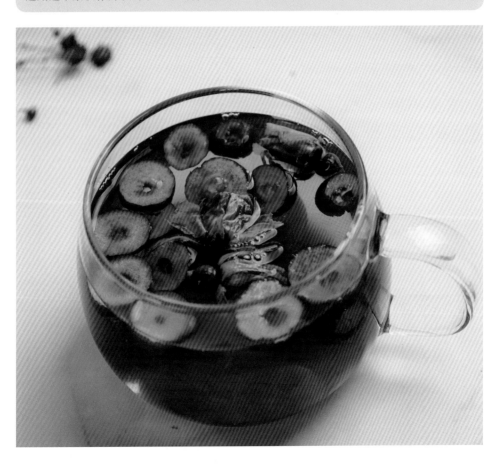

第三节 | 仲春

一、气候特点

孟春之后农历二月为仲春。大地回春，气温上升，寒气渐退，春雷初响，春光明媚，春雨充沛，然时有乍暖还寒，不可小觑。包含惊蛰、春分两个节气。

二、养生原则——侧重于疏肝养肝

仲春时节，天气回暖，春雷始鸣，惊醒蛰伏于地下冬眠的昆虫，此时过冬的虫卵也要开始孵化。人体的肝阳之气渐升，阴血相对不足，养生应顺应阳气生发之性，故此时当着重于顺肝之性，助益脾气，令五脏平和。

《素问·藏气法时论》说："肝主春……肝苦急，急食甘以缓之……肝欲散，急食辛以散之，用辛补之，酸泻之。"五行中肝木克脾土，五味中酸入肝，多食酸易致肝气旺盛从而损伤脾胃，且酸性收敛不利于阳气的升发和肝气的疏泄。故春季养生宜选少酸、健脾益胃类食物。

三、推荐药膳

红枣莲子粥

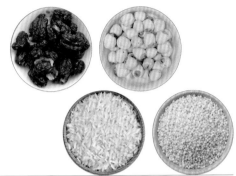

【功效】健脾，养心安神，益肾固涩。

【原料】红枣5颗，莲子15克，粳米70克，藜麦30克。

【制作方法】莲子提前浸泡，与洗净的红枣、粳米、藜麦同煮成粥即可。

【食用方法】每周2~3次，代主食食用。

解析 红枣含有多种维生素，又可作为调味品，具有补中益气、养血安神的功效；莲子补脾，养心安神，益肾固精，钙、磷、钾、铁等含量丰富，可促进机体代谢及维持酸碱平衡；粳米健脾益气和胃；藜麦含有高蛋白，富含不饱和脂肪酸、维生素、多酚、类黄酮等物质，具有一定的保健功效。四味同煮成粥可健脾补肾，养心安神。雨水时节常食此粥，既可补肾抵御倒春寒，又可健补脾胃祛除湿邪。

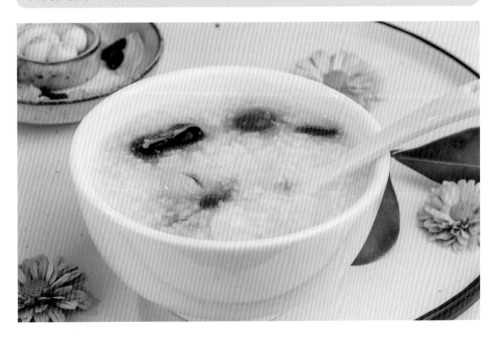

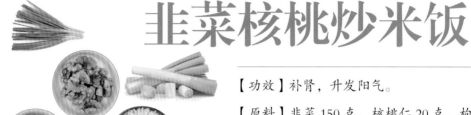

韭菜核桃炒米饭

【功效】补肾，升发阳气。

【原料】韭菜 150 克，核桃仁 20 克，枸杞子 10 克，米饭 150 克，葱白 10 克，油、盐适量。

【制作方法】把葱切花；韭菜洗净切小段；核桃仁用熟油炸香；枸杞子洗净去杂质；米饭分散待用。把炒锅放大火上，加入素油放入葱爆香，加入韭菜、米饭、枸杞子、核桃仁等炒匀调味即成。

【食用方法】每周 1~2 次，佐餐食用。

解析 韭菜能温中补肾；核桃补肾益精、温肺定喘、润肠通便；枸杞子滋补肝肾、明目、润肺；搭配粳米制成炒饭，有补肾、升发阳气之效。仲春仍有些许寒意，适当食用温肾之品能帮助机体驱散寒邪，此药膳温肾、补肝、健脾，仲春可常食。

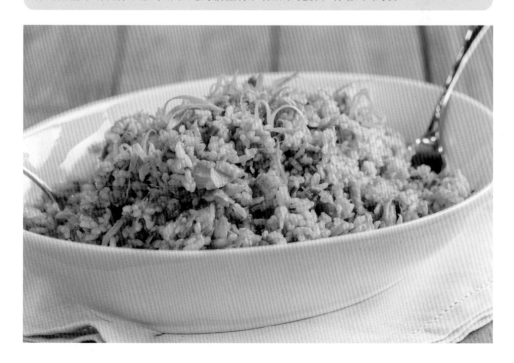

何首乌肝片

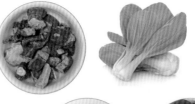

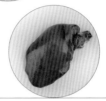

【功效】补肝肾，益精血，乌发明目。

【原料】何首乌10克，鲜猪肝100克，水发木耳10克，青菜叶少许，淀粉10g，葱、姜及调味料适量。

【制作方法】何首乌加水煮沸，浓缩取汁20毫升。在猪肝片中放入10毫升何首乌汁、一半的淀粉及少许盐，另加入10毫升何首乌汁与其他原料混合成芡汁。炒锅放油，放入肝片滑透后沥去油取出。锅内留油少许，下入姜、蒜、青菜等略炒后下肝片，倒入芡汁炒熟，起锅即成。

【食用方法】每月1~2次，佐餐食用。

解析 何首乌入肝肾经，能补血益精、乌须黑发、延年益寿；木耳可滋阴润燥、通利血脉，与何首乌合用能增强补血润燥之力；猪肝补血养肝，与何首乌、木耳相合，共同补肝血、益肝精。春季属肝，该药膳以形补形，契合立春养肝的养生要领。

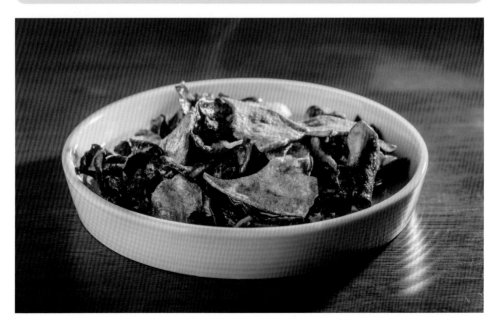

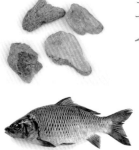

天麻川芎蒸鲜鱼

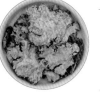

【功效】平肝熄风，健脾利水。

【原料】鲜鲤鱼 500 克，天麻 15 克，川芎 5 克，姜、葱、调料适量。

【制作方法】鲜鲤鱼洗净改刀，天麻、川芎洗净泡软，将原料都摆盘，大火蒸 15~20 分钟，熟后将鱼汤倒入锅中，淀粉勾芡重新淋至鱼上即可。

【食用方法】每周 2~3 次，佐餐食用。

解析 天麻祛风、疏肝，具有降血压、舒解四肢酸麻的功效；川芎行血行气，与天麻配伍疗效更佳；鲤鱼可利水、下气，具有补益脾肾、消肿的作用，是高蛋白、低脂肪的常见鱼类，与天麻、川芎搭配既能益肝肾又能利小便。本膳性味平和，日常食用无特殊禁忌，更适宜惊蛰时节食用，既可疏肝养肝，又可健脾利湿。

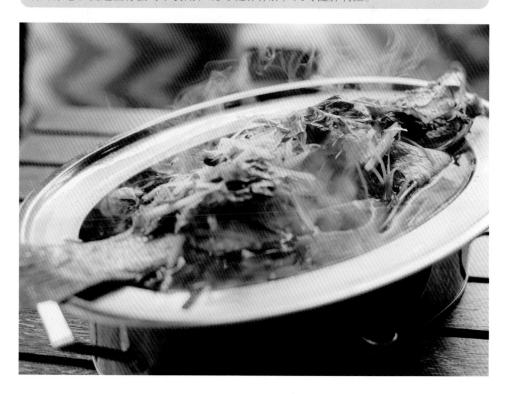

佛花疏肝茶

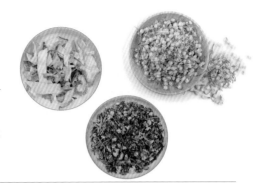

【功效】疏肝理气。

【原料】佛手6克，茉莉花3克，绿萼梅3克。

【制作方法】上述原料开水冲泡代茶饮。

【食用方法】代茶适量饮用。

解析 佛手，被称为"果中仙品"，具有疏肝解郁、理气化痰的功效；茉莉花为福州市花，味道芳香沁鼻，同时具有理气止痛的功效；绿萼梅同样具有舒肝、化痰、和胃的功效。全方合用，共奏疏肝解郁、理气化痰之效，春季应注重疏肝、养肝，肝顺有利于五脏平和，可以此代茶常饮。

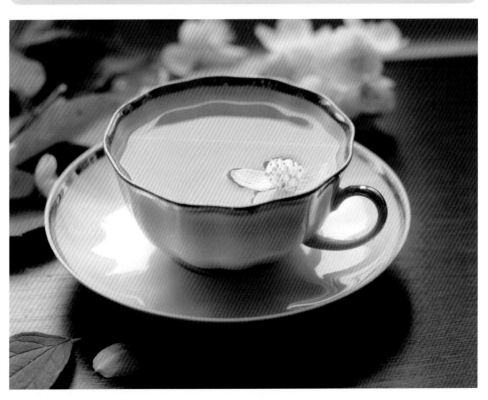

第四节 | 季春

一、气候特点

季春为春之末，即农历三月份，又称暮春、残春、余春。季春阳气升发，寒气退尽，雨水渐消；气候宜人，春暖花开，草长莺飞。包含清明、谷雨两个节气。

二、养生原则——侧重于健脾祛湿

中医认为，脾胃为后天之本，气血生化之源，李东垣提出："脾胃伤则元气衰，元气衰则人折寿。"脾胃功效健全，则人体营养吸收利用充分，反之则营养吸收利用差。

降雨多的季春，多雨多湿，尤其在南方更是如此。脾喜燥恶湿，人体常因湿邪内生出现困倦，湿困四肢致四肢麻痹，应多吃健脾化湿食物，如白扁豆、莲子、薏苡仁等。

季春气温日渐升高，宜清淡饮食。《饮膳正要》中说："春气温，宜食麦以凉之。"可适当饮用浮小麦茶、绿茶以防止体内积热。不宜进食羊肉、麻辣火锅、花椒、辣椒等大热大辛之品，以防邪热化火，引发痈肿疮疖。

三、推荐药膳

莲实健脾方

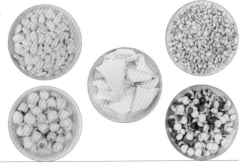

【功效】健脾补肾。

【原料】芡实10克，莲子10克，山药10克，扁豆10克，薏苡仁10克。

【制作方法】上述食材洗净，提前浸泡半天（天热请放冰箱避免细菌污染），将上述食材放入锅内，大火煮开，小火炖至食材软烂即可。

【食用方法】可常食，作为主食食用。

解析 芡实益肾固精、除湿健脾止泻；莲子补脾止泻、益肾涩精、养心安神；山药益气养阴、补脾肺肾；白扁豆健脾化湿；薏苡仁清热健脾利湿。芡实、莲子、山药、扁豆均为药食同源之品，配伍食用可健脾补肾，还具有保护肝细胞、抗氧化、降脂、降压、降糖等作用，正符合春季养肝健脾的养生原则。临床上可作为脾胃虚弱、年老体弱者的调理药膳。

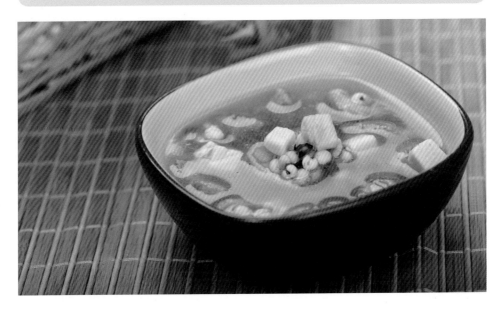

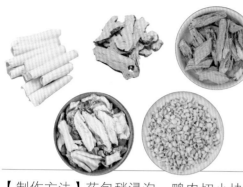

四君蒸鸭

【功效】益气健脾祛湿。

【原料】党参 3 克，白术 1.5 克，茯苓 5 克，薏苡仁 5 克，鸭肉 150 克。

【制作方法】药包稍浸泡，鸭肉切小块去皮焯水；鸭肉放入炖罐内，加适量生姜、调料，蒸 60 分钟后加入药包，继续蒸 30~60 分钟。

【食用方法】每周 1~2 次，佐餐食用。

解析 方中党参甘平，益气健脾；配伍白术健脾燥湿，可加强健脾助运之力；茯苓健脾渗湿，配合白术、薏苡仁祛湿之力更显著；四药与补气养阴利水之鸭肉同煮，可起到益气健脾祛湿的功效。现代药理研究表明党参、白术可改善胃肠功能，茯苓、薏苡仁可调节免疫、利尿，常食还可抗氧化、抗衰老。

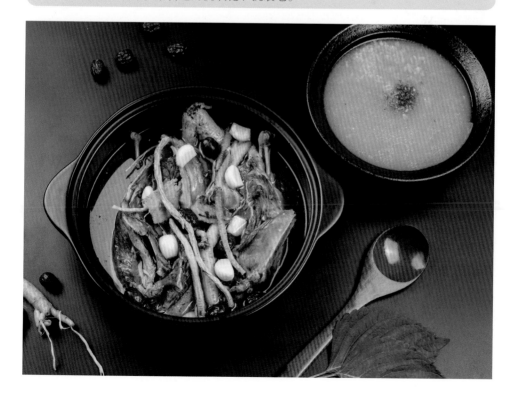

姜汁拌豆腐丝

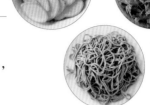

【功效】发汗散寒，益气宽中，温胃止呕。

【原料】生姜10克，豆腐丝100克，香菜1根，

醋、酱油、味精、盐、香油各适量。

【制作方法】生姜切成碎末，用醋浸泡30分钟，加入酱油、盐、香油拌匀，制成姜汁备用。香菜切成碎末待用。豆腐丝切成5厘米长的段，放入沸水中煮一下，捞出沥干水分，放入盘中备用。最后将香菜末撒在豆腐丝上再浇上姜汁，拌匀即可食用。

【食用方法】每周2~3次，佐餐食用。

解析 豆腐有泻火解毒、生津润燥、和中益气之功效；香菜，又名胡荽，可发表透疹、消食开胃、止痛解毒；生姜散寒解表、降逆止呕、化痰止咳。以上3种食材搭配酱油、香油等调味品，组成一道可发汗散寒、益气宽中、温胃止呕的药膳。清明、谷雨前后常常春雨绵绵、阴冷潮湿、乍暖还寒，可多食此菜肴以发汗解表。

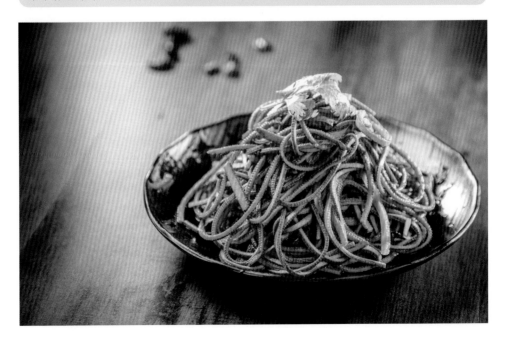

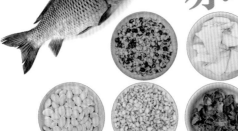

赤小豆鲤鱼汤

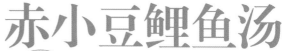

【功效】健脾祛湿。

【原料】鲤鱼1条，赤小豆10克，白扁豆10克，薏苡仁10克，山药5克，砂仁3克（布包）。

【制作方法】将上述除砂仁外的药物浸泡半天，与鲤鱼等一同炖煮至豆类软烂。砂仁浸泡30分钟，待快出锅时放入砂仁，煮10分钟后即可出锅。

【食用方法】每周1~2次，佐餐食用。除砂仁外其余中药均可食用。

解析 赤小豆、白扁豆、薏苡仁均有健脾燥湿的作用；山药、砂仁可温补脾胃；配合鲤鱼可加强补益脾胃、利水消肿之功效。赤小豆、白扁豆、薏苡仁、山药的营养成分研究均显示有抗氧化的作用，砂仁可调节胃肠功效。多种杂豆同食，可促进肠道蠕动，还可调节机体免疫力。

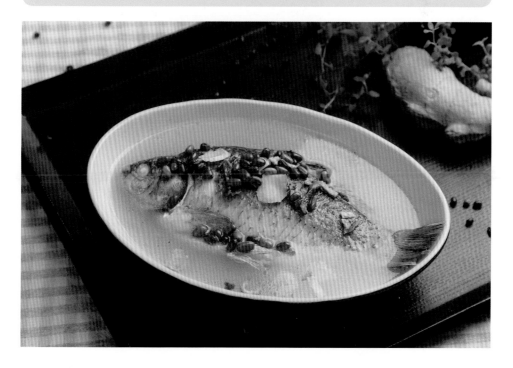

健脾消食茶

【原料】党参 5 克，炒麦芽 5 克，山楂 5 克，甘草 1 克。

【功效】疏肝，健脾，消食。

【制作方法】将药放入药包，放入养生壶，加 1500 毫升开水，煮开后饮用，可根据个人口味增减水量。

【食用方法】代茶适量饮用。

【宜忌】麦芽具有退乳消胀的作用，哺乳期不宜饮用。

解析 党参补中益气、健脾益肺；麦芽疏肝健脾；山楂健脾行气；甘草补脾益气、润肺止咳。营养成分研究表明党参、山楂、甘草具有增强免疫的作用；麦芽、甘草对肝炎有良好的抗菌、抗炎作用；党参还可调节血糖、保护胃肠道黏膜。四药药性平和，可健脾养肝，适合春季阳气生发之时食用。临床上也可用于脾胃虚弱、消化不良者。

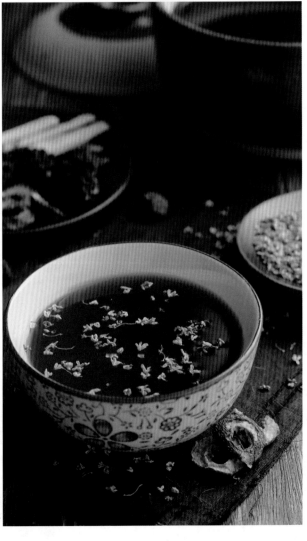

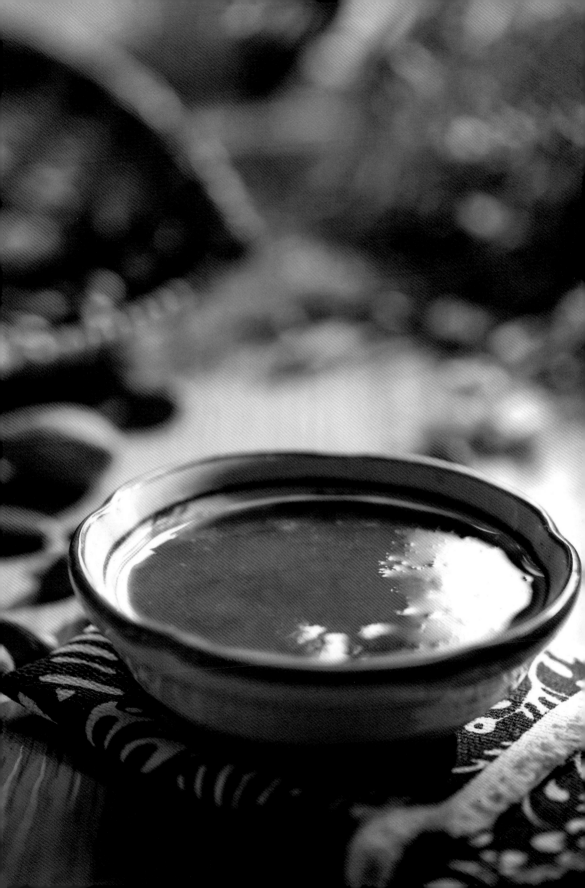

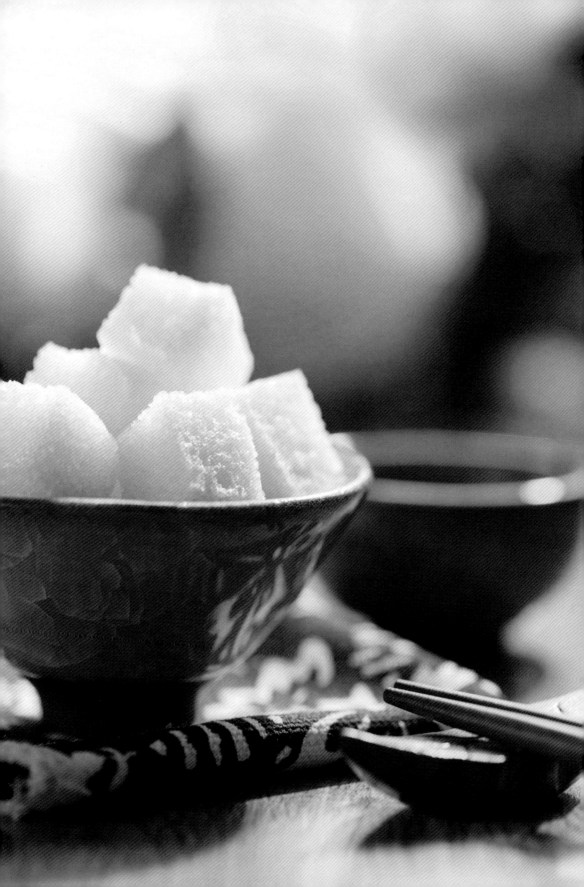

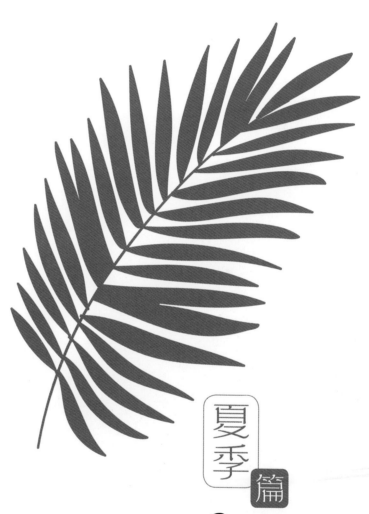

夏季篇

Summer

第一节 ｜ 夏季概述

《太玄经》载："夏者，物之修长也。"《礼记》上说："南方为夏，夏有'借助'之意。"也就是说，阳气在这个时候滋养万物，自然界万物的滋养和生长都要借助于它。夏季养生应适当地节制自己，以保证生命旺盛的精力，即"春夏养阳"。"夏与心相应"，夏季养生需要避免损伤心阳。夏季养生重在精神调摄，保持愉快而稳定的情绪，切忌大悲大喜，避免以热助热，火上浇油。心静人自凉，方可达到养生的目的。

一、常见疾病、症状及病因病机

暑乃夏季的主气。暑为火热之气所化，暑气太过，伤人致病，则为暑邪。

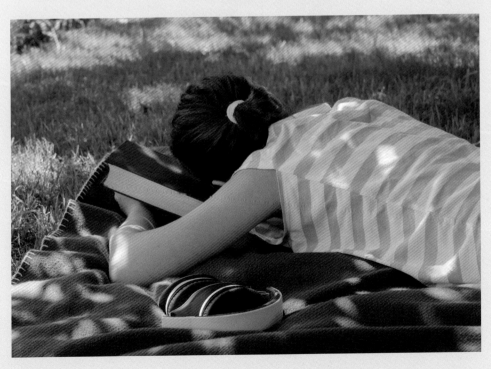

暑邪致病，有明显的季节性，主要发生于夏至以后，立秋之前。故《素问·热论》说："先夏至日者为病温，后夏至日者为病暑。暑为阳邪，其性炎热。"暑性升散，扰神伤津耗气，因此中暑后往往出现面赤、大汗、口渴、头晕、乏力、心悸、脉数等症状。

暑多挟湿，暑季不仅气候炎热，且多雨而潮湿，热蒸湿动，湿热弥漫空间，常出现疰夏，又名夏季热、苦夏，指因暑湿之气外侵，困阻脾胃，或暑热耗伤正气，脾失健运。主要表现为倦怠嗜卧、低热、纳差等。疰夏亦为中暑的先兆，若进一步发展可致中暑，主要由于素体虚弱，复感受暑热之气而引起，多见于潮湿多雨的江南水乡。

夏季是消化道疾病多发的季节，在饮食调养上要避免饮食不节、饮食不洁、饮食偏嗜的不良进食方式。饮食应以适量为宜。过饥，则摄食不足，引起形体倦怠消瘦，抵抗力降低；过饱，则饮食阻滞，出现脘腹胀满，嗳腐泛酸，厌食，吐泻等症状。《素问·痹论篇》曰："饮食自倍，肠胃乃伤。"此即饮食要有节制之理。

夏季饮食不洁是引起多种胃肠道疾病的元凶，如痢疾、寄生虫等。若进食腐败变质的有毒食物，还可导致食物中毒，引起腹痛、吐泻等。因此在夏季，药膳尽量现做现吃，不留餐。必须留餐时，建议密封后冰箱保存，吃之前需要彻底加热后尽快食用。

二、 饮食养生要点

《素问·四气调神大论篇》云："夏三月，此为蕃秀。天地气交，万物华实，夜卧早起，无厌于日，使志无怒，使华英成秀，使气得泄，若所爱在外，此夏气之应，养长之道也。逆之则伤心，秋为痎疟，奉收者少，冬至重病。"

夏季是万物生长茂盛季节，气温高，雨水多，形成天暑下迫，地湿上蒸的气候特点。夏季养生应顺应外界高温度、高湿度等环境特点进行调养。

（1）宜健脾清热。暑为阳邪，其性炎热。夏季宜清热去暑。清热药材、食材的性味均为苦寒，容易损伤脾阳。因此，夏季清暑需要健脾清热的食材、药材，如冬瓜、薄荷、绿豆、荷叶、薏苡仁等，不可过于寒凉。

（2）宜清暑益气。暑性升散，扰神伤津耗气。暑热可致腠理开泄而大汗出。汗出往往导致气随津泄导致气虚，常见气短乏力等症状，可多选用西洋参、太子参等进行补气。暑热扰心，出现心神不宁，夜寐欠佳，可多选用莲子、百合等进行清热安神。

（3）宜清化暑湿。暑多挟湿，夏季暑湿当道，脾为太阴湿土之脏，暑湿首先侵袭脾脏，出现四肢困倦、胸闷呕恶、大便黏腻不爽等湿邪困脾的症状。饮食上需要避免肥甘厚味及燥热之品，以免滋生内热、痰湿，可选用茵陈蒿、藿香等来清化暑湿。

（4）宜顾护阳气。所谓"春夏养阳"，暑属于"阳邪"，易损耗人的津液，清暑过程往往会用一些性味偏凉，甚至偏寒之品，加之夏季人们喜食冰凉食物，喜处阴凉环境，如整日待在空调房等，常常损伤人体阳气而不自知。因此即使炎炎夏日，阳气如此充足的季节，我们仍然需要保护好自己的阳气，勿过度食用野菊花、苦丁茶等凉茶及冰饮等寒凉之物以免损伤阳气。

（5）宜健脾消食。夏季容易出现"苦夏"，尤其老年、小儿等脾胃弱的人群。宜多选用山药、茯苓、山楂、麦芽等进行健脾消食，促进食欲。

三、常见食材

（一）主食

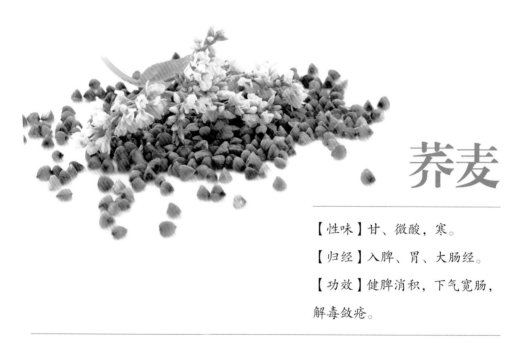

荞麦

【性味】甘、微酸，寒。

【归经】入脾、胃、大肠经。

【功效】健脾消积，下气宽肠，解毒敛疮。

【营养成分】每 100 克荞麦里含热量 337 千卡、蛋白质 9.3 克、脂肪 2.3 克、碳水化合物 73 克、钙 47 毫克、磷 297 毫克、钾 401 毫克、钠 4.7 毫克、镁 258 毫克、铁 6.2 毫克、锌 3.62 毫克、硒 2.45 微克。

每 100 克带皮的荞麦里还含有膳食纤维 13.3 克，而大米仅含 0.7 克，属于低升糖指数（GI）食物，糖尿病、肥胖患者均可选用。荞麦还含有槲皮素、槲皮苷、油酸、亚麻酸和胡萝卜素、叶绿素等。脾胃虚寒者慎用。

薏苡仁

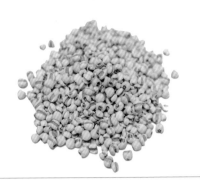

【性味】甘、淡，微寒。

【归经】入脾、胃、肺经。

【功效】利湿健脾，舒筋除痹，清热排脓。

【营养成分】每100克薏苡仁里含热量361千卡、蛋白质12.8克、脂肪3.3克、碳水化合物71.1克、钙42毫克、磷217毫克、钾238毫克、钠3.6毫克、镁88毫克、铁3.6毫克、锌1.68毫克、硒3.07微克。

种仁含薏苡仁酯、粗蛋白、脂类，还含有葡萄糖和酸性多糖CA-1、酸性多糖CA-2及降血糖作用的薏苡多糖A、薏苡多糖B、薏苡多糖C。本品力缓，宜多服久服。脾虚无湿、大便干结和孕妇慎用。

绿豆

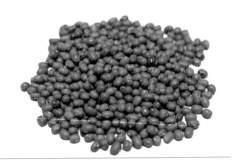

【性味】甘，寒。

【归经】入心、肝、胃经。

【功效】清热，消暑，利水，解毒。

【营养成分】每100克绿豆含热量329千卡、蛋白质21.6克、脂肪0.8克、碳水化合物62克、钙81毫克、磷337毫克、钾787毫克、钠3.2毫克、镁125毫克、铁6.5毫克、锌2.18毫克、硒4.28微克。

绿豆富含胡萝卜素和维生素B_2；富含蛋氨酸、色氨酸和酪氨酸等蛋白质；富含果糖、葡萄糖和麦芽糖等糖类；磷脂成分主要有磷脂酰胆碱、磷脂酰乙醇胺等。绿豆药用不可去皮。脾胃虚寒、滑泄者慎用。

(二) 肉类

鸭

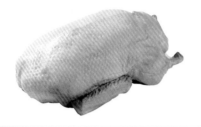

【性味】甘、微咸，平。

【归经】入肺、脾、肾经。

【功效】补气益阴，利水消肿。

【营养成分】每 100 克鸭肉含热量 240 千卡、蛋白质 15.5 克、脂肪 19.7 克、碳水化合物 0.2 克、钙 6 毫克、磷 122 毫克、钾 191 毫克、钠 69 毫克、镁 14 毫克、铁 2.2 毫克、锌 1.33 毫克、硒 12.25 微克。

鸭肉中所含维生素 B 族和维生素 E 较其他肉类多，且鸭肉中含有较为丰富的烟酸。鸭肉可以益气利水，对于身面水肿者可多食用。外感未清，脾虚便溏慎用。

猪心

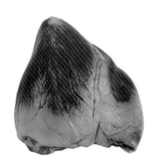

【性味】甘、咸，平。

【归经】入心经。

【功效】补血养心，安神镇惊。

【营养成分】每 100 克猪心含热量 119 千卡、蛋白质 16.6 克、脂肪 5.3 克、碳水化合物 1.1 克、钙 12 毫克、磷 189 毫克、钾 260 毫克、钠 71.2 毫克、镁 17 毫克、铁 4.3 毫克、锌 1.90 毫克、硒 14.94 微克。

猪心含心房钠尿肽、辅酶 Q10 及细胞色素 C 等。因其具有养心、补血、安神功效，民间多用于治疗心悸、失眠一类疾病。本品胆固醇含量较高，高脂血症、冠心病、脑卒中等患者慎用或少量食用。

猪肚

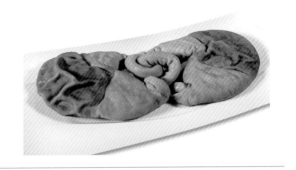

【性味】甘，温。

【归经】入脾、胃经。

【功效】补虚损，健脾胃。

【营养成分】每100克猪肚含热量110千卡、蛋白质15.2克、脂肪5.1克、碳水化合物0.7克、钙11毫克、磷124毫克、钾171毫克、钠75.1毫克、镁12毫克、铁2.4毫克、锌1.92毫克、硒12.76微克。

猪肚含胃泌素、胃蛋白酶、胃膜素及胃蛋白酶稳定因子等。猪肚不易消化，脾胃功能虚弱者，需炖煮至软烂后少量食用。本品胆固醇含量较高，高血脂症、冠心病、脑梗死等患者慎用或少量食用。

蚌

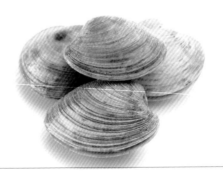

【性味】咸，寒。

【归经】入肝、肾二经。

【功效】清热，滋阴。

【营养成分】每100克蚌含热量54千卡、蛋白质10.9克、脂肪0.8克、碳水化合物0.7克、钙248毫克、磷305毫克、钾17毫克、钠17.4毫克、镁16毫克、铁26.6毫克、锌6.23毫克、硒20.24微克。

本品性味偏寒，建议加生姜等共同烹调。脾胃虚寒、泄泻者慎用。

花蛤

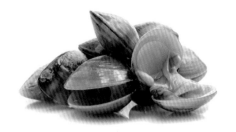

【性味】咸，寒。

【归经】入胃经。

【功效】润燥止渴，软坚消肿。

【营养成分】每100克花蛤含热量62千卡、蛋白质10.1克、脂肪1.1克、碳水化合物2.8克、钙133毫克、磷128毫克、钾124毫克、钠425.7毫克、镁78毫克、铁10.9毫克、锌2.38毫克、硒54.31微克。另含丰富的维生素A、维生素B_1、维生素B_2、碘、烟酸等。

花蛤肉味鲜美、营养丰富，蛋白质含量高，氨基酸的种类组成及配比合理，脂肪含量低，不饱和脂肪酸含量较高，易被人体消化吸收。花蛤等贝类本身极富鲜味，烹制时不必再加味精、盐等调味，以免鲜味流失。花蛤等贝类性多寒凉，本品性味偏寒，建议加生姜等共同烹调。脾胃虚寒、泄泻者慎用。

（三）蔬菜

小白菜

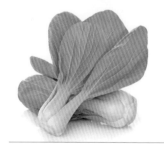

【性味】甘，凉。

【归经】入肺、胃、大肠经。

【功效】解热除烦，生津止渴，清肺消痰，通利肠胃。

【营养成分】每100克小白菜含热量14千卡、蛋白质1.5克、脂肪0.3克、碳水化合物2.7克、钙90毫克、磷36毫克、钾178毫克、钠73.5毫克、镁18毫克、铁1.9毫克、锌0.51毫克、硒1.17微克。

小白菜中人体所需矿物质、维生素及胡萝卜素含量高，同时富含膳食纤维，可以有效改善便秘。

黄瓜

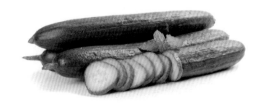

【性味】甘，凉。

【归经】入肺、脾、胃经。

【功效】清热，利水，解毒。

【营养成分】每100克黄瓜含热量16千卡、蛋白质0.8克、脂肪0.2克、碳水化合物2.9克、钙24毫克、磷24毫克、钾102毫克、钠4.9毫克、镁15毫克、铁0.5毫克、锌0.18毫克、硒0.38微克。

另含苷类成分、多种游离氨基酸、维生素A、维生素B_2和维生素C。黄瓜头部的苦味来源于葫芦苦素A、葫芦苦素B、葫芦苦素C、葫芦苦素D，性味偏凉，中寒吐泻、病后体虚者慎用。

西红柿

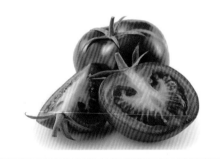

【性味】酸、甘，微寒。

【归经】入肝、脾、胃经。

【功效】生津止渴，健脾消食。

【营养成分】每100克西红柿含热量15千卡、蛋白质0.6克、脂肪0.1克、碳水化合物3.2克、钙15毫克、磷21毫克、钾163毫克、钠8.3毫克、镁9毫克、铁0.4毫克、锌0.14毫克、硒0.12微克。

本品含维生素A、维生素B_1、维生素B_2、尼克酸、维生素C。另还含苹果酸、柠檬酸、腺嘌呤、葫芦巴碱、胆碱和少量番茄碱。西红柿还含有番茄素。本品性寒，胃寒者忌食生冷西红柿。

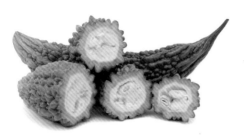

苦瓜

【性味】苦，寒。

【归经】入心、肝、脾、肺经。

【功效】清热明目，利尿清心。

【营养成分】每100克苦瓜含热量22千卡、蛋白质1.0克、脂肪0.1克、碳水化合物4.9克、钙14毫克、磷35毫克、钾256毫克、钠2.5毫克、镁18毫克、铁0.7毫克、锌0.36毫克、硒0.36微克。

生苦瓜风干，泡水代茶饮，具有防暑解热作用。苦瓜性寒，脾胃虚弱者慎用。

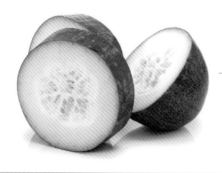

冬瓜

【性味】甘，淡，微寒。

【归经】入肺、大肠、小肠、膀胱经。

【功效】利尿，清热，化痰，生津。

【营养成分】每100克冬瓜含热量10千卡、蛋白质0.4克、脂肪0.2克、碳水化合物2.6克、钙19毫克、磷12毫克、钾78毫克、钠1.8毫克、镁8毫克、铁0.2毫克、锌0.07毫克、硒0.22微克。

冬瓜含粗纤维、胡萝卜素、维生素 B_1、维生素 B_2、烟酸、维生素C。冬瓜的皮、籽、肉、叶均可入药。

丝瓜

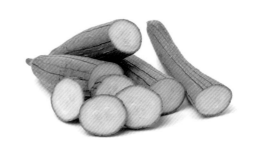

【性味】甘，凉。

【归经】入肺、肝经。

【功效】清热化痰，凉血。

【营养成分】每100克丝瓜含热量20千卡、蛋白质1.0克、脂肪0.2克、碳水化合物4.2克、钙14毫克、磷29毫克、钾115毫克、钠2.6毫克、镁11毫克、铁0.4毫克、锌0.21毫克、硒0.86微克。

丝瓜果实含三萜皂苷成分，还含丙二酸、枸橼酸等脂肪酸，以及甲胺甲酸萘酯、瓜氨酸等。此外，在丝瓜组织培养液中还提取到一种具抗过敏作用的活性物质——泻根醇酸。丝瓜种子具有驱蛔虫作用，丝瓜络具有通络作用。

胡萝卜

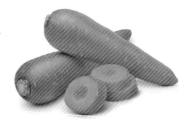

【性味】甘，平。

【归经】入脾、肺经。

【功效】健脾消食，润肠通便，明目，行气化滞。

【营养成分】每100克胡萝卜含热量32千卡、蛋白质1.0克、脂肪0.2克、碳水化合物8.8克、钙32毫克、磷27毫克、钾190毫克、钠71.4毫克、镁14毫克、铁1.0毫克、锌0.23毫克、硒0.63微克。

胡萝卜富含糖类、脂肪、挥发油、胡萝卜素、维生素A、维生素B_1、维生素B_2、花青素、钙、铁等人体所需的营养成分。其中胡萝卜素含量非常丰富。胡萝卜含有的胡萝卜素是脂溶性维生素，需要用油进行烹调方可吸收，同时脂溶维生素大量食用会蓄积在体内，导致皮肤变黄，停食后可自动恢复正常。胡萝卜含有丰富的淀粉，可充当部分主食，糖尿病患者食用需要相应减少主食用量。

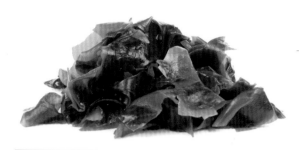

海带

【性味】咸，寒。

【归经】入肺、肝、肾、胃经。

【功效】软坚化痰，清热利水。

【营养成分】每 100 克海带含热量 90 千卡、蛋白质 1.2 克、脂肪 0.1 克、碳水化合物 2.1 克、碘 113.9 微克、钙 46 毫克、磷 22 毫克、钾 246 毫克、钠 8.6 毫克、镁 25 毫克、铁 0.9 毫克、锌 0.16 毫克、硒 9.54 微克。

海带含有多种有机物和碘、钾、钙、铁等元素，还含蛋白质、脂肪酸、糖类、多种维生素和尼克酸等，其中含碘量极高。另含有褐藻胶酸、纤维等。海带含碘量高，甲亢患者慎用。

（四）水果

枇杷

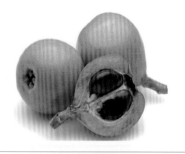

【性味】甘、酸，平。

【归经】入胃、肺经。

【功效】润肺止咳，生津止渴。

【营养成分】每 100 克枇杷含热量 41 千卡、蛋白质 0.8 克、脂肪 0.2 克、碳水化合物 9.3 克、钙 17 毫克、磷 8 毫克、钾 122 毫克、钠 4.0 毫克、镁 10.0 毫克、铁 1.1 毫克、锌 0.21 毫克、硒 0.72 微克。

本品富含纤维素、果胶、胡萝卜素、苹果酸、柠檬酸、钾、磷、铁、钙及维生素 A、B 族维生素、维生素 C。枇杷叶晒干去毛，可供药用，有化痰止咳、和胃降气的功效。枇杷不宜多食，《随息居饮食谱》中说："多食助湿生痰，脾虚滑泄者忌之。"

桃

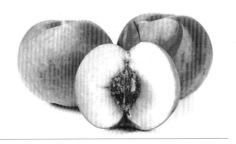

【性味】甘、酸，温。

【归经】入肺、大肠经。

【功效】生津润肠，活血消积，益气血。

【营养成分】每 100 克桃含热量 42 千卡、蛋白质 0.9 克、脂肪 0.1 克、碳水化合物 12.2 克、钙 6 毫克、磷 20 毫克、钾 166 毫克、钠 5.7 毫克、镁 7 毫克、铁 0.8 毫克、锌 0.34 毫克、硒 0.24 微克。

桃富含果胶，可预防便秘，是老年人津伤肠燥及便秘者的理想滋补果品。但不宜长期大量食用，易使人生内热。

西瓜

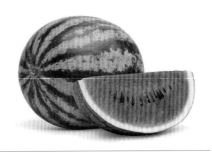

【性味】甘，寒。

【归经】入心、胃、膀胱经。

【功效】清热解暑，除烦止渴，利小便。

【营养成分】每 100 克西瓜含热量 31 千卡、蛋白质 0.6 克、脂肪 0.1 克、碳水化合物 5.8 克、钙 8 毫克、磷 9 毫克、钾 87 毫克、钠 3.2 毫克、镁 8 毫克、铁 0.3 毫克、锌 0.1 毫克、硒 0.17 微克。

西瓜含水量高，可清热解暑，是夏季消暑佳品。中寒湿盛者慎用。

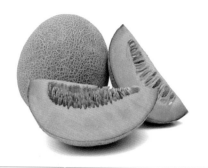

哈密瓜

【性味】甘，寒。

【归经】入心、胃经。

【功效】清暑热，解烦渴，利小便。

【营养成分】每100克哈密瓜含热量34千卡、蛋白质0.5克、脂肪0.1克、碳水化合物7.9克、钙4毫克、磷19毫克、钾190毫克、钠26.7毫克、镁19毫克、锌0.13毫克、硒1.1微克。

哈密瓜口感香甜，营养丰富，富含膳食纤维、胡萝卜素、果胶、糖类、维生素A、B族维生素、维生素C等。

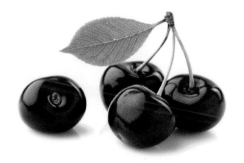

樱桃

【性味】甘、温。

【归经】入脾、肝经。

【功效】解表透疹，补中益气，健脾和胃，祛风除湿。

【营养成分】每100克樱桃含热量46千卡、蛋白质1.1克、脂肪0.2克、碳水化合物10.2克、钙11毫克、磷27毫克、钠8.0毫克、镁12毫克、铁0.4毫克、锌0.23毫克、硒0.21微克。

樱桃含铁量居水果之首，比苹果和梨高20~30倍，维生素A含量比苹果、葡萄高4~5倍，还含有柠檬酸、酒石酸等有机酸。

四、常见药材

（一）健脾祛湿类

薏苡仁

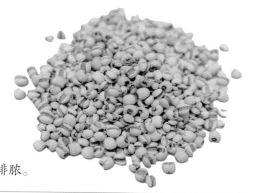

【性味】甘、淡，微寒。

【归经】入脾、胃、肺经。

【功效】健脾渗湿，除痹止泻，清热排脓。

【现代药理研究】抗癌，抗肿瘤，抗炎，镇痛，降血糖，降血脂，降血压，降胆固醇，防止骨质疏松等。

白扁豆

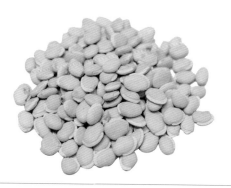

【性味】甘，微温。

【归经】入脾、胃经。

【功效】健脾化湿，和中消暑。

【现代药理研究】抗菌，抗病毒，调节免疫，抗肿瘤，抗氧化，保护神经细胞等。

【其他】炒扁豆：健脾化湿。用于脾虚泄泻，白带过多。

赤小豆

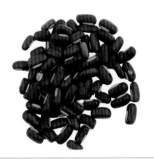

【性味】甘、酸，平。

【归经】入心、小肠经。

【功效】利水消肿，解毒排脓，利湿退黄。

【现代药理研究】抗胰蛋白酶，抗氧化，抗癌，保护肝脏，降糖，降压，降脂，利尿等。

（二）清暑生津类

荷叶

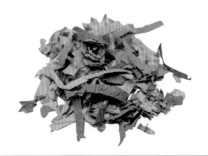

【性味】苦、涩，平。

【归经】入肝、脾、胃经。

【功效】清热解暑，升发清阳，凉血止血。

【现代药理研究】减肥降脂，抗氧化，抑菌，抗惊厥，抗HIV，保肝，抗肝纤维化等。

乌梅

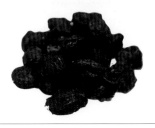

【性味】酸、涩，平。

【归经】入肝、脾、肺、大肠经。

【功效】敛肺，涩肠，生津，安蛔。

【现代药理研究】抑菌，镇咳，镇静催眠，抗惊厥，抗病毒，抗变态反应，抗肿瘤，抗氧化，抗纤维化，降血脂，促进胆汁分泌等。

薄荷

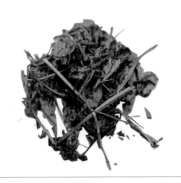

【性味】辛，凉。

【归经】入肺、肝经。

【功效】宣散风热，清头目，透疹。

【现代药理研究】解痉利胆，消炎，止痛，抗早孕，抗微生物等。

（三）清湿热类

茵陈蒿

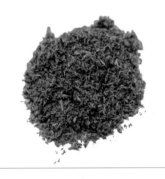

【性味】苦，辛，微寒。

【归经】入脾、胃、肝、胆经。

【功效】清湿热，退黄疸。

【现代药理研究】利胆保肝，降血脂，抗炎，抗肿瘤。

藿香

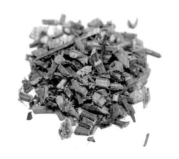

【性味】辛，微温。

【归经】入肺，脾、胃经。

【功效】祛暑解表，化湿和胃。

【现代药理研究】挥发油具有促进胃液分泌，促消化，解痉作用。有防腐和抗菌作用。

（四）宁心安神类

酸枣仁

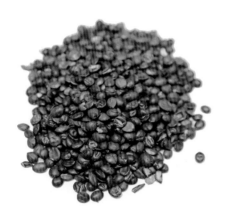

【性味】甘、酸，平。

【归经】入肝、胆、心经。

【功效】补肝，宁心，敛汗，生津。

【现代药理研究】保护心肌细胞，抗心律失常，改善血液流变学，抑制动脉粥样硬化，降低血压，抗焦虑，抗抑郁等。

莲子

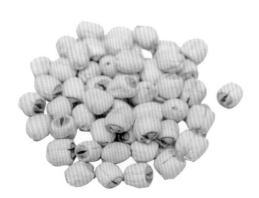

【性味】甘、涩，平。

【归经】入脾、肾、心经。

【功效】补脾止泻，益肾涩精，养心安神。

【现代药理研究】抗衰老，增强免疫，清除氧自由基等。

（五）益气养阴类

太子参

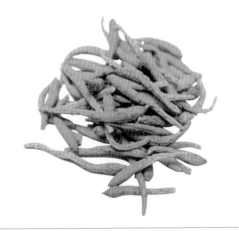

【性味】甘、微苦，平。

【归经】入脾、肺、心经。

【功效】补气健脾，养阴润肺。

　　【现代药理研究】保护心肌，增强机体免疫力，抗氧化，降血糖，改善记忆，抗应激，抗疲劳等。

西洋参

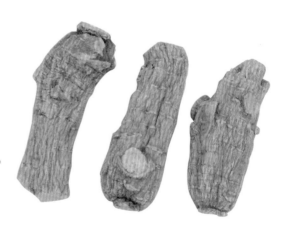

【性味】甘、微苦，凉。

【归经】入心、肺、肾经。

【功效】补气养阴，清热生津。

　　【现代药理研究】抗肿瘤，抗炎，保护心血管内皮，调节免疫，降低血糖，调节脂代谢，抗脂质过氧化，抗氧化等。

第二节 | 孟夏

一、气候特点

孟夏，即农历四月份，又称槐月、首夏、阳月、麦月、梅月、纯月和余月。孟夏天气已热，温度较前明显上升，阳光充足，大地郁郁葱葱，植物茂盛。包含立夏、小满两个节气。

二、养生原则——侧重于健脾清热

中医认为"肾无心之火则水寒，心无肾之水则火炽；心必得肾水以滋润，肾必得心火以温暖"，因此补心阳之时也应注重滋肾水。夏月伏阴在内，饮食不可过寒，贪冷食必伤脾胃，且脾主四季，夏季也应注重健脾，才可"培土制水、水土合德、心有所涵"。因此孟夏饮食应以增酸增咸、养心补肾、健脾为总原则。

孟夏雨量增多，脾喜燥恶湿，应健脾益气，使生化有源，四肢百骸得养。天气闷热潮湿，湿热易合而为病，常表现为头身重着、脘闷腹满、口苦、食欲差、小便黄而少、里急后重、腹泻腹痛等症状。饮食的选择上可着重于健脾清利湿热，如茵陈蒿、薏苡仁等。忌食肥甘厚腻、生湿助湿之品。

三、推荐药膳

绿豆百合粥

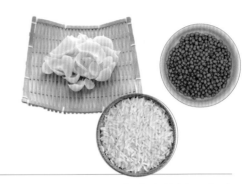

【功效】清热解毒。

【原料】绿豆 20 克，粳米或糯米约 100 克，鲜百合 25 克。

【制作方法】绿豆、粳米或糯米加水适量煮熟，再加入 25 克洗净的鲜百合略煮片刻即可。

【食用方法】每周 2~3 次，代主食食用。

解析 绿豆是夏季常用食材，能够消暑利尿、清热解毒；百合润肺止咳、清心安神；再加少许粳米或糯米同煮成粥，最适合夏季食用，既能清热解暑又可兼顾养心。

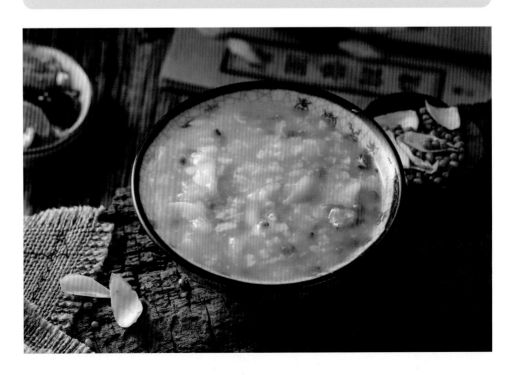

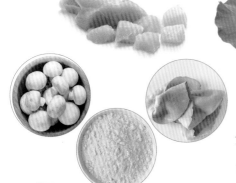

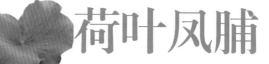

荷叶凤脯

【功效】健脾养心。

【原料】鲜荷叶1张，火腿10克，剔骨鸡肉150克，水发蘑菇20克，玉米粉6克，食盐、白糖、酒、葱、姜、胡椒粉、味精、香油各适量。

【制作方法】鸡肉、蘑菇均切成薄片，火腿切成10片，葱切短节、姜切薄片，荷叶洗净，用开水稍烫一下，去掉蒂梗，切成10块三角形备用。蘑菇用开水焯透捞出，用凉水冲凉，把鸡肉、蘑菇一起放入盘内，加盐、味精、白糖、胡椒粉、绍酒、香油、玉米粉、葱节、姜片搅拌均匀，然后分放在三角形的荷叶上，再各加一片火腿，包成长方形，码放在盘内，上笼蒸约2小时（若放在高压锅内只须15分钟即可）。出笼后可将原盘翻盖于另一干净盘内，拆包即可食用。

【食用方法】每周1~2次，佐餐食用。

解析 荷叶清热解暑、升发清阳，配以鸡肉、火腿、蘑菇，可健脾养心，是小满时节淡渗清补之妙膳。还具有抗氧化、降脂、利尿、增强免疫等作用。可作为常用补虚之品，尤其适宜夏季食补。

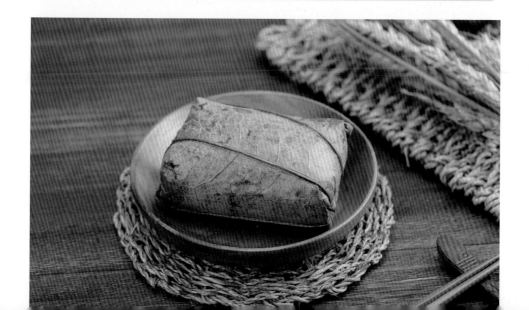

健脾蛋羹

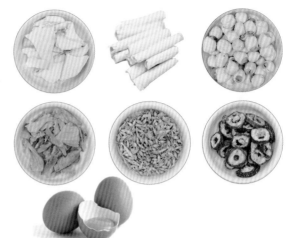

【功效】补脾益气，消食开胃。

【原料】山药2克，茯苓2克，莲子2克，山楂3克，麦芽3克，鸡内金3克，鸡蛋3个。

【制作方法】山楂、麦芽、鸡内金煎水备用。山药、茯苓、莲子研磨成粉，将药粉与鸡蛋、少许盐混合均匀，加入煎好的药汁搅拌均匀，大火蒸熟即可。

【食用方法】每周2~3次，佐餐食用。

解析 山药、茯苓、莲子与鸡蛋都具有益气补中的作用，既能补益脾胃又能除湿止泻，这三味都属于药食同源的药物，有助于增强免疫功能；山楂的主要功效是消乳食、肉食积滞；麦芽可以消米面、薯类积滞；鸡内金可健脾胃、消食积，是强而有力的消食化积的药品。山楂、麦芽、鸡内金都有助于消化功能的调节。这道蛋羹，适用于各种类型的饮食积滞，特别适合于小儿、老年人脾胃虚弱导致的食欲不振、腹胀、反酸、腹泻等消化不良的情况。

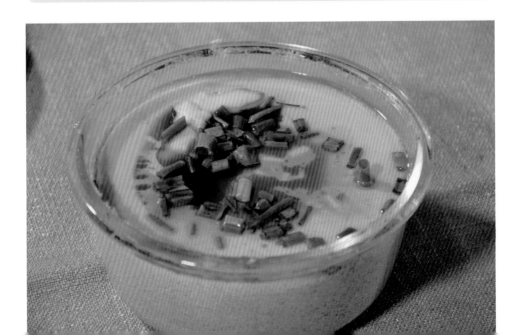

山楂玉米胡萝卜烧排骨

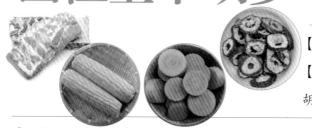

【功效】健脾益胃，补肾益精。

【原料】山楂5克，玉米半根，胡萝卜50克，排骨250克。

【制作方法】排骨切块焯水；玉米洗净切块；胡萝卜洗净去皮切块。将排骨炒香，加水没过排骨，同时放入玉米、山楂及酱油、生抽、黄酒等调味料，大火煮开后转小火煮30分钟后放入胡萝卜，继续煮30分钟至排骨软烂，大火收汁出锅即成。

【食用方法】每周2~3次，佐餐食用。

解析 山楂有消食健胃、行气消滞的作用；玉米可调中开胃、利尿消肿；胡萝卜可健脾和中；猪肉可补肾益精、润燥、益气养血。4种常见的食材搭配，具有健脾益胃、补肾益精的功效。人们多习惯于冬季之后开始进食滋补温热、肥甘厚腻之品，这样会增加心脑血管疾病的风险，此时可多食山楂等活血之物。此外，滋补温热之品大多滋腻，易阻碍脾胃，助湿生热，此时可多食健脾胃之品，使脾胃健运，更有利于营养吸收。

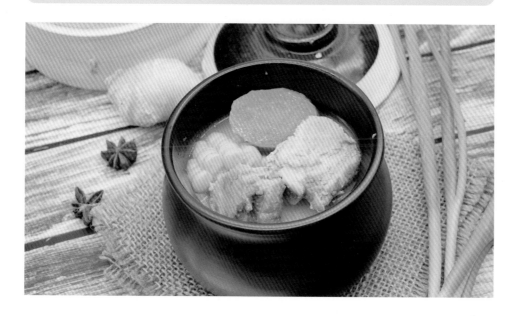

冬瓜鲫鱼汤

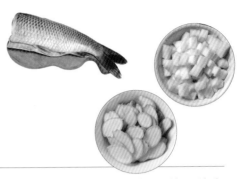

【功效】清热解暑，利水。

【原料】冬瓜 250 克，鲫鱼 1 条、生姜

3 片，盐少许。

【制作方法】将鲫鱼剖洗净，冬瓜皮洗净，一并放入锅内，加入姜、盐和 1000 毫升清水。将锅置于旺火上煮沸，再改用小火慢煮 30 分钟，出锅食用即可。

【食用方法】每周 2~3 次，佐餐食用。

(解析) 冬瓜是夏季的佳蔬，有利水消肿、渗利小便的功效；鲫鱼能健脾利湿，治疗水肿、小便不利等症状。冬瓜和鲫鱼煮汤，清热利水之力更强，更有解暑之效，制作简单、滋味爽利，最适合孟夏暑热之时食用。

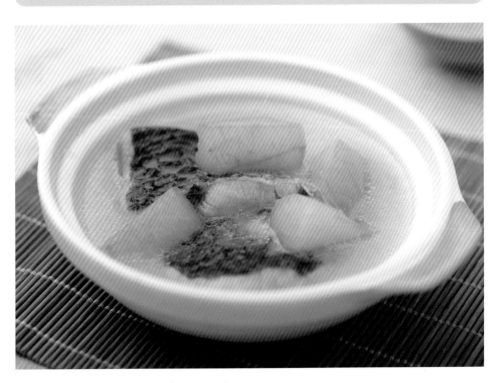

第三节 | 仲夏

一、气候特点

仲夏，是夏季的第二个月，即农历五月。因处夏季之中，故名之。仲夏气候炎热，湿气渐生，台风始生。包含芒种、夏至两个节气。

二、养生原则——侧重于清暑益气

仲夏气候炎热，暑气盛，中医认为"暑易伤气"，因此夏至饮食可着重于清暑益气。可适当进食苦味食物，既能清泄暑热又可增进食欲，但不可过食寒凉以防寒伤脾胃。年老体弱者可适当食用西洋参、太子参等参类益气养阴。

中医提倡"夏吃姜"，生姜可发汗解表，且生姜性温可养心阳。尤其是现代人夏季进食冷饮多及空调使用普遍，容易出现阳气受损或者阳气被遏，吃生姜有助温中发散。芒种过后，午时天热，气候潮湿，人易出汗，应让汗出，则阳热可适当发泄，然汗出多易耗气伤津，可适当吃生津之品。故仲夏宜多吃宁心安神、清暑益气、生津止渴的食物。

三、推荐药膳

荷叶粥

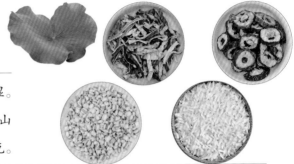

【功效】清暑益气，健脾和中，燥湿。

【原料】荷叶 3 克，陈皮 1.5 克，山楂 3 克，薏苡仁 15 克，粳米 150 克。

【制作方法】薏苡仁提前浸泡。将薏苡仁与粳米同煮，半熟时加入陈皮、山楂、荷叶（布包），熟后取出布包荷叶即可食用。

【食用方法】每周 1~2 次，代主食食用。

解析 荷叶清热解暑、升发清阳；陈皮燥湿化痰、理气健脾；山楂健脾消食化滞，可消乳食、肉食；薏苡仁性味甘淡能健脾益胃、渗湿利水；四药配伍有清暑益气、健脾燥湿之效，辅之粳米以调理中焦脾胃之气，使脾能健运而湿自化。全方既是药品，也是食品，药食同源。仲夏时节气温日渐升高，可多吃此粥，适当发泄阳热，常食也有助于清暑益气、健脾开胃。

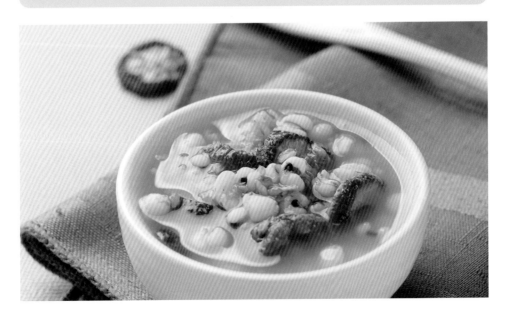

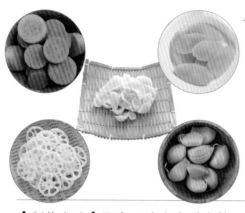

百合炒三素

【功效】滋阴，清热，润燥。

【原料】百合30克，莴苣100克，胡萝卜100克，鲜莲藕100克，大蒜20克，盐、味精各3克，素油20毫升。

【制作方法】百合用清水发透煮熟；莴苣去皮洗净切丁；胡萝卜洗净切丁；鲜莲藕洗净切丁；大蒜去皮切片备用。炒锅置大火上烧热，加入素油，烧至六成热时，下入大蒜煸香，下入百合、莴苣、胡萝卜、鲜莲藕丁，再加上汤少许，稍焖，加入盐、味精即成。

【食用方法】每周2~3次，佐餐食用。

(解析) 百合养阴润肺、清心安神；胡萝卜健脾和中、滋肝明目、化痰止咳、清热解毒；莲藕清热生津、凉血止血；莴苣清热解毒利尿。4种时蔬搭配，口感清爽，最适合夏日清热开胃。

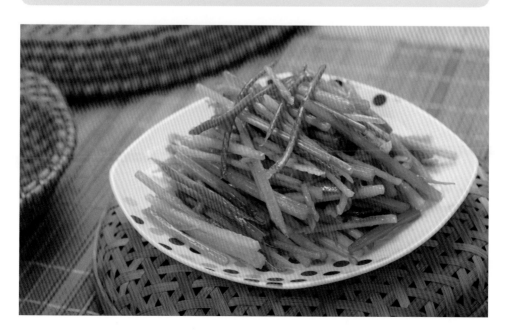

玉竹心子

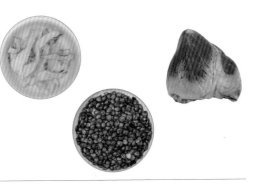

【功效】滋阴补血，养心安神。

【原料】玉竹 3 克，酸枣仁 3 克，

猪心 100 克。

【制作方法】玉竹、酸枣仁浸泡 30 分钟后煎水，将药汁与处理好的猪心、姜、老酒一同放入炖罐，大火蒸 90 分钟，食用前加少许葱调味即可。

【食用方法】每月 1~2 次，佐餐食用。

> 解析 玉竹性缓，质柔，滋阴润肺、生津，能养心肺之阴而除烦热，又无滋腻敛邪之弊；酸枣仁养心血、安神，与玉竹搭配，加强养心之力；猪心补血养心、安神镇惊。用玉竹、酸枣仁与猪心同煮成膳，质柔性平，作用缓和，对心阴、心血不足引起的心悸、心烦、心神不宁、多梦失眠等症状有改善作用。

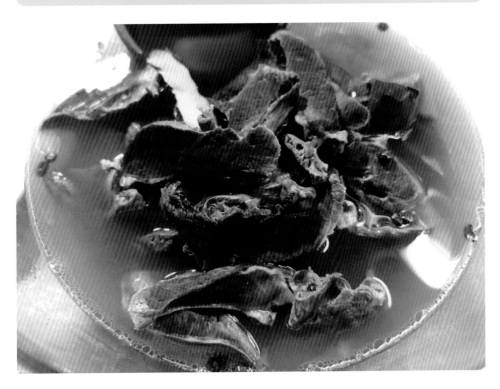

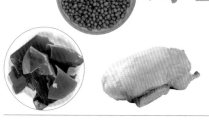

绿豆海带子鸭汤

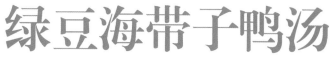

【功效】清热，解毒，消暑。

【原料】绿豆 15 克，湿海带 100 克，子鸭 200 克，料酒 5 毫升，盐、味精适量。

【制作方法】将子鸭宰杀后去毛、内脏及爪；海带洗净切丝；绿豆洗净备用。将子鸭、绿豆、海带、料酒同放炖锅内，加水适量，大火上烧沸，再用小火炖煮 45 分钟，加入盐、味精即成。

【食用方法】每周 1~2 次，佐餐食用。

(解析) 绿豆清热解暑；海带消痰软坚、利水消肿；鸭肉味甘咸，能滋阴清热行水、养胃生津。全方合用，具有清热解毒消暑的功效，盛夏之时可常食。

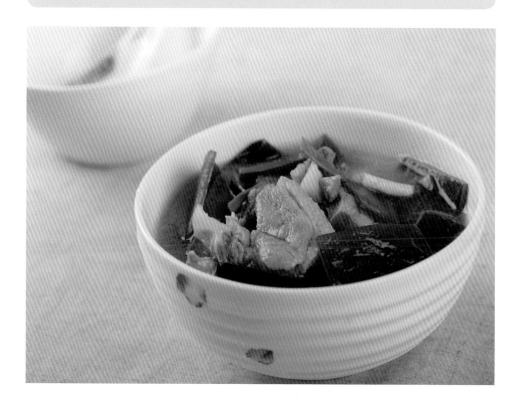

桑椹青果饮

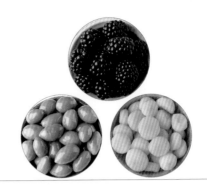

【功效】润肺利咽，清热解毒。

【配方】干桑椹 10 克，青果 5 枚，荸荠 5 枚。

【制作方法】桑椹洗净备用，青果去核，荸荠去皮。将 3 种原材料加水适量放入搅拌机中搅拌混合均匀，将匀浆过滤，煮沸后放凉即可，饮用前可根据个人口味适当添加少量蜂蜜、冰块。

【食用方法】代茶适量饮用。

解析 桑椹滋肾补血、生津润肠；青果又名青橄榄，具有清热解毒、利咽化痰的作用，味道酸涩，久嚼微甜，是治疗慢性咽炎、声音嘶哑的常见药材；荸荠具有清热解毒、生津作用。桑椹青果饮味道酸甜，具有生津止渴功效，适量饮用可以缓解夏季口干、口渴症状。

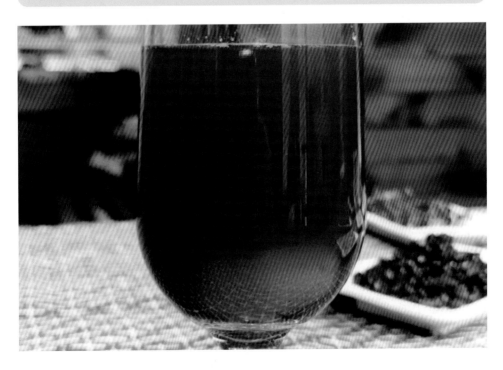

第四节 | 季夏

一、 气候特点

季夏，即农历六月份。炎暑当时，暑气逼人，酷热难耐，湿热夹杂至盛。若遇台风则气温稍降，暑热缓解。包含小暑、大暑两个节气。

二、养生原则——侧重于清化暑湿

俗话说"热在三伏"，季夏正是进入伏天的开始。"伏"即伏藏的意思，所以人们应当减少外出以避暑气，吃清凉消暑的食品以度过伏天。天气热的时候宜多喝粥、汤、饮等含水量高的食物。荷叶、绿豆、薏苡仁、瓜类等原料煲成的消暑汤或粥，或甜或咸，非常适合此时节食用，多吃水果也有助于消暑，但不宜食用过量。季夏气候炎热，酷暑多雨，暑湿之气容易乘虚而入，心气易于亏耗。盛夏阳热下降，氤氲熏蒸，水气上腾，湿气充斥，故在此季节，感受湿邪者较多。在中医学中，湿为阴邪，其性趋下，重浊黏滞，易阻遏气机，损伤阳气，故食疗药膳以清热解暑、健脾利湿为宜。

三、推荐药膳

茯苓薏苡仁赤豆粥

【功效】化浊利湿，清热消暑。

【原料】茯苓 10 克，薏苡仁 20 克，赤小豆 20 克，粳米 100 克。

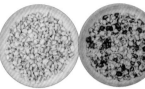

【制作方法】将赤小豆、茯苓、薏苡仁洗净，粳米淘洗干净，赤小豆、薏苡仁、茯苓浸泡半天。然后将粳米、赤小豆、薏苡仁与茯苓一起入锅，加适量水大火煮沸，再用小火煮至赤小豆酥烂即可。

【食用方法】每周 1~2 次，代主食食用。

【解析】茯苓、薏苡仁、赤小豆均为健脾利水之品，搭配粳米烹成粥食用，可使其微寒不至伤胃，健脾而不碍湿，是夏季淡渗清补之选。

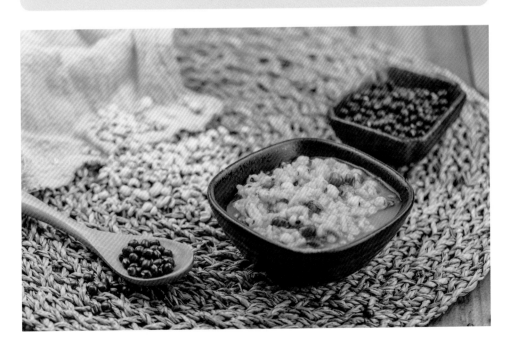

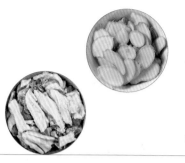

姜鸭煲

【功效】散寒健脾。

【原料】鸭肉 250 克，生姜 25 克，料酒、生抽、冰糖、盐等适量。

【制作方法】鸭肉洗净，切小块焯水；生姜切片。平底锅内放少许油爆姜，姜爆香后放入鸭肉炒至鸭肉金黄，倒入生抽、老酒翻炒均匀，倒入适量水至刚刚没过鸭肉，大火烧开后转小火炖煮 60 分钟，调入少许盐、味精、冰糖，大火炒至酱汁收干即可。

【食用方法】每周 1~2 次，佐餐食用。

解析 夏季食疗应以清补为主。鸭肉补气益阴、利水消肿，是夏季食疗常用的肉类。鸭肉与生姜配伍，可补益脾胃、散寒，且鸭肉之微寒可中和生姜之温热，无滋腻、温燥伤胃之弊。中医主张"冬吃萝卜夏吃姜"，夏季炎热，阳气蒸腾向外散发，在里的阳热反而虚少，易生冷生寒，可用生姜来温里；且人们贪凉，喜欢吃生冷瓜果，容易导致脾胃虚寒，此时可以进食这道姜鸭煲，能起到散寒健脾胃的作用。体质偏热的人群可以改用玉竹炖老鸭。

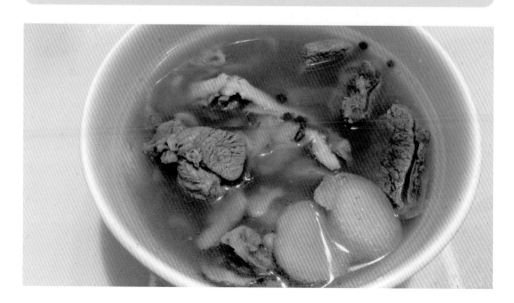

茵陈扁豆花瘦肉汤

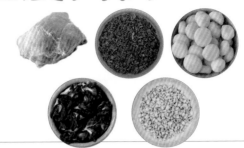

【功效】健脾，清热，化湿。

【原料】绵茵陈5克，扁豆花3克，薏苡仁5克，荸荠2个，瘦肉200克，盐、味精适量。

【制作方法】绵茵陈、扁豆花洗净，装布袋后备用。薏苡仁洗净备用，荸荠洗净削皮，切小块备用。瘦肉洗净切3厘米大小块备用。砂锅置火上，放入清水，放入薏苡仁、瘦肉，大火烧开后转小火煮20分钟后放入绵茵陈和扁豆花药包，同时放入荸荠粒，继续小火煮15分钟后出锅调味即可。

【食用方法】每周1~2次，佐餐食用。

【宜忌】阳虚体质慎用。

解析 扁豆花健脾化湿，利尿消肿；绵茵陈清化湿热、祛黄；荸荠清肺热；薏苡仁健脾、清热排脓。上述食材配合瘦肉进行炖煮，富含优质蛋白质，味道甘甜清爽，同时具有健脾清热化湿功效，非常适合夏季清补时食用。

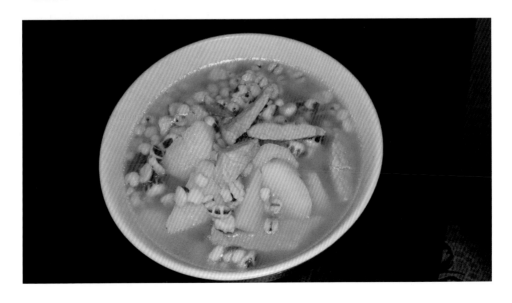

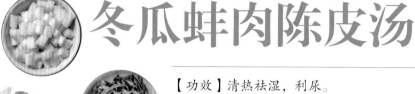

冬瓜蚌肉陈皮汤

【功效】清热祛湿，利尿。

【原料】冬瓜 250 克，河蚌肉 150 克，陈皮 3 克，料酒 1 匙，姜葱末、精盐各适量。

【制作方法】冬瓜去皮、瓤，洗净切块，同蚌肉、陈皮共入锅中，加水煮沸，加入料酒、精盐、葱姜末，炖至熟烂，调味即成。

【食用方法】每周 1~2 次，佐餐食用。

解析 冬瓜清热利尿、解毒生津；河蚌润燥软坚、消肿；陈皮理气调中、燥湿化痰。3 种食材搭配能清热健脾以助化痰结。沿海地区，夏季多湿热，经常食用此药膳能够起到清热祛湿的作用。

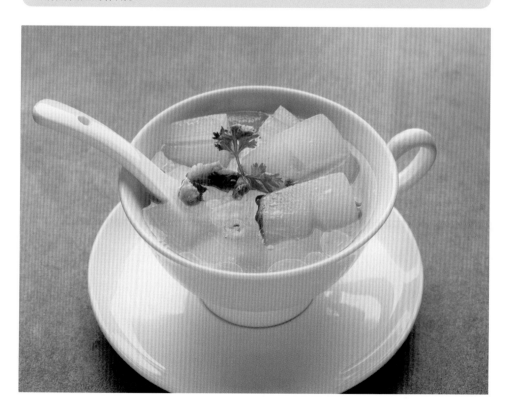

百香果青柠茶

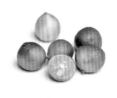
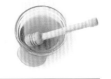

【功效】清热，解暑，化痰。

【原料】百香果1颗，小青柠2颗，
薄荷5克，蜂蜜10克。

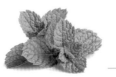

【制作方法】取干薄荷5克加入开水，静置15分钟后去渣取汁，放凉后取
500毫升备用。百香果切开取果肉，青柠洗净后对半切开，均放入薄荷水中，
根据个人口味添加适量蜂蜜调味，即可饮用。

【食用方法】代茶适量饮用。

解析 薄荷味辛性凉，具有疏风散热、清头目、利咽喉、解郁的功效；青柠止咳、化痰、
生津健脾，它含有丰富的维生素C，可降低胆固醇，消除疲劳，增加免疫力；百香果
具有消炎止痛、降脂降压、滋阴补肾、消除疲劳等保健作用。此饮品口味偏酸，可依
个人口味加入适量蜂蜜，糖尿病患者避免添加蜂蜜。

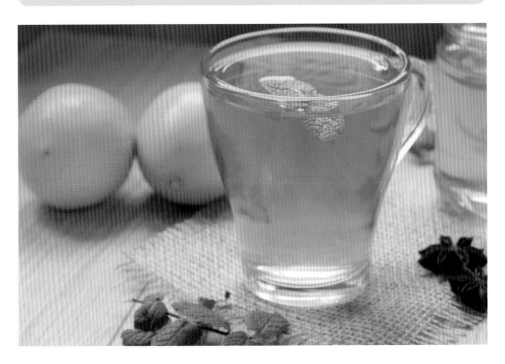

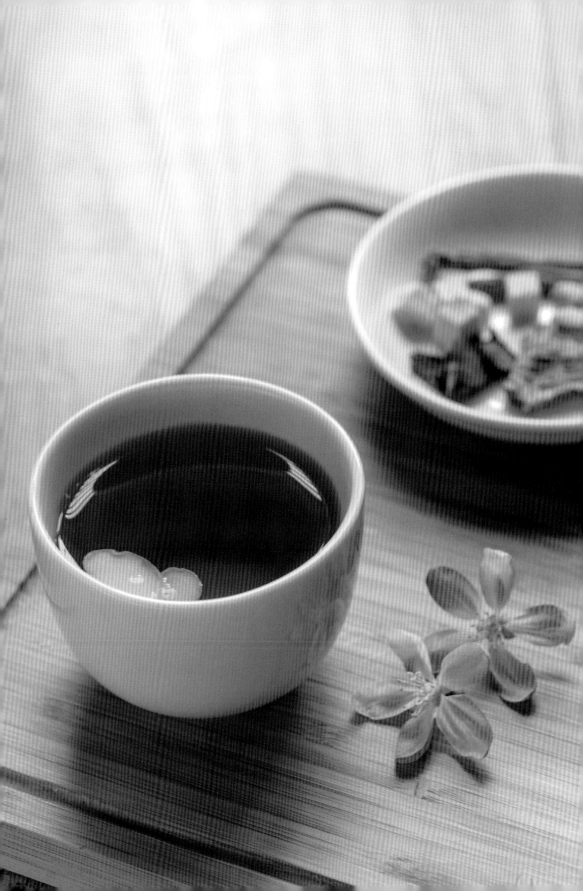

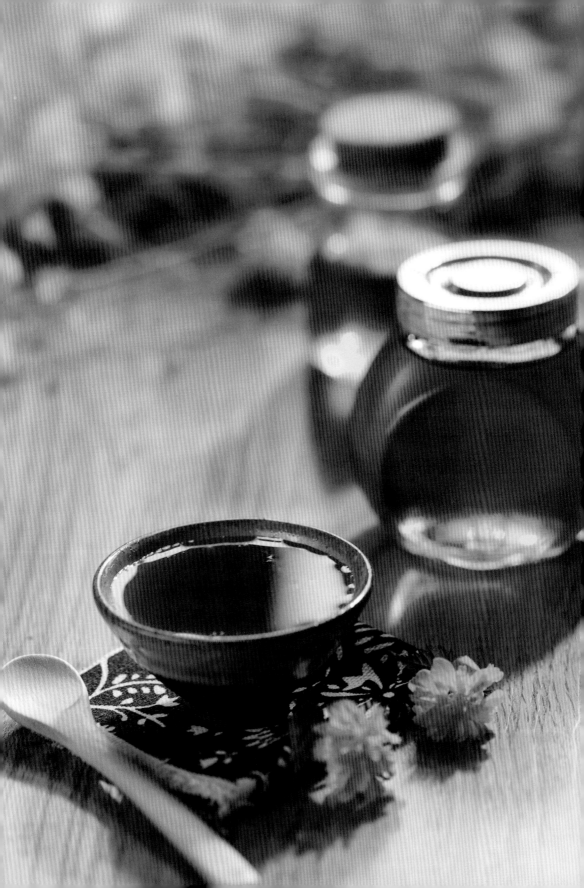

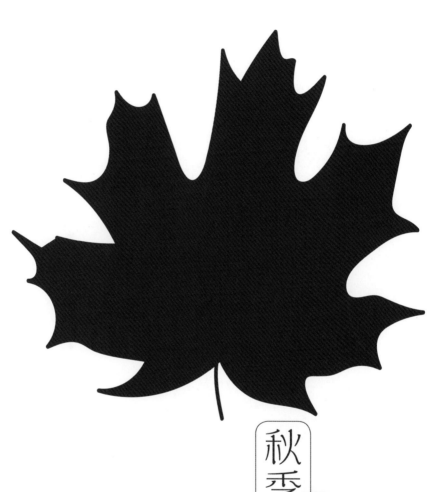

秋季篇

Autumn

第一节 | 秋季概述

《春秋繁露·官制象无篇》曰："秋者，少阴之选也。"立秋之后天气由热渐凉，进入了"阳消阴长"的过渡阶段。此时阴气初起，故曰"少阴"。人体顺应自然界阴阳的变化，也要开始收敛"阳气"，滋养"阴气"以抵御秋燥。凡起居、饮食、精神、运动等方面调摄皆不能离开"滋阴敛阳"这一原则。进入秋季后万物开始凋零，容易诱发"悲秋"等抑郁的情绪。秋天是果实成熟丰收的季节，人们可多食用应季新鲜、富含营养的食物。

一、常见疾病、症状及病因病机

燥邪是秋天的主气，故又称秋燥。燥邪多从口鼻而入，侵袭肺卫，易伤津液，表现为干咳少痰，口鼻、皮肤等部位干燥。

秋燥分为温燥和凉燥，初秋多为温燥，深秋多为凉燥；北方多见凉燥，南方多见温燥。福建沿海地区，入秋之后，气候稍干燥，但暑气仍难消，此时节以"温燥"为特点，表现为发热、头痛、痰少、口干、心烦、便秘等，饮食应辛凉甘润，可多选用黄瓜、银耳、生地黄、桑叶等。随着天气逐渐转冷，到秋末初冬时，多见凉燥，出现鼻塞、咽干、咳嗽痰稀、口不甚渴等症状，此时饮食应甘、淡、润，以养肺阴、健脾胃，可多食核桃、牛奶、杏仁等。气候干燥之时人体极易损伤津液，因此需要适时吃些补充人体水分的食物，以满足机体对水分和营养的需求，提高人体抗病能力。

南方地区，初入秋天，气候仍比较炎热，仍有很多人通过进食大量果蔬冷饮以解热，易导致人体脾胃虚寒，脾虚失运，水谷精微无力运化则出现腹泻，即初秋之时常见的"秋泻"，儿童更是多见。此外，秋季多风，温差大，保暖不及时也容易使脾胃受寒。"秋泻"多表现为在进食果蔬、冷饮或受凉后出现肠鸣腹痛、大便清稀、消化不良等。可食用苹果、莲子、芡实、山药等以健脾止泻。

中医认为，秋与肺相通，肺主气，司呼吸，五行属金，在志为悲；且秋天万物开始凋零，出现萧条的景象，更易引出悲伤的情绪，故秋天容易酿成情志相关疾病，以失眠、抑郁多见，就是我们常说的"悲秋"。因此进入秋季后，要适当缓解压力、调整情绪，猕猴桃、香蕉、玫瑰花、佛手等可以帮助改善抑郁的情绪。

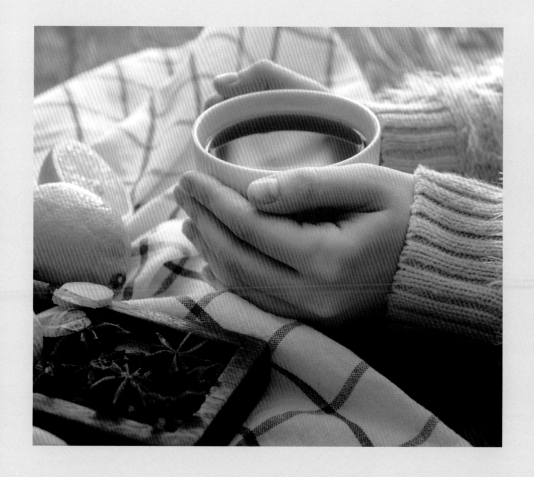

二、饮食养生要点

《黄帝内经》曰："秋三月，此谓容平。"秋天是万物成熟收获的季节。五行中肺属金，主辛味，肝属木，主酸味，肺金克肝木，可通过增酸减辛，养阴、柔肝、疏肝等方法调理。秋季气温由热转凉，气候干燥，养生上宜润为主，秋季兼长夏，尚有湿邪，再者秋季食物丰富，传统有"贴秋膘"习俗，养生上尚需要兼顾脾胃。

（1）宜清热润燥。燥为秋邪，易伤津液，初秋之时，尚有夏炽之热，常呈"温燥"之象，选药择物应既能清暑热之气，又可润秋燥之邪，例如：秋梨、柿子、生地黄、川贝母、桑叶等。

（2）宜健脾益胃。夏末秋初，隶属长夏，长夏归脾，需顾护脾胃。脾胃健运，则食欲佳，化生气血，气血津液运行正常则正气存内，邪不可干。可多选用山药、芡实等健脾之品。

（3）宜滋阴润肺。秋季五行归肺，肺为娇嫩之脏，易被燥邪所伤，需时时顾护，可选择百合、银耳、北沙参、玉竹、麦冬等滋阴润肺之品。

（4）宜疏肝解郁。肝主情志，悲秋易致肝气郁结于内，气郁不畅，精神不振，不思饮食，失眠多梦，或易怒善哭，可予柚子、佛手、玫瑰花、绿萼梅等疏肝解郁之品，使肝气调达，心境舒畅。

三、常见食材

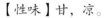

（一）主食

小米

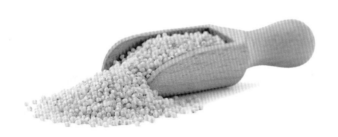

【性味】甘，凉。

【归经】入脾、肾、胃经。

【功效】健脾和胃，补益虚损，和中益肾。

【营养成分】每 100 克小米含有热量 361 千卡、蛋白质 9 克、脂肪 3.1 克、碳水化合物 75.1 克、膳食纤维 1.6 克、维生素 A 17 微克、维生素 B_1 0.33 毫克、维生素 B_2 0.1 毫克、烟酸 1.5 毫克、维生素 E 3.63 毫克、磷 229 毫克、钾 284 毫克、钠 4.3 毫克、镁 107 毫克、铁 5.1 毫克、锌 1.87 毫克、硒 4.74 微克。

与大米相比，小米含有更丰富的微量营养素，尤其是 B 族维生素、维生素 E、钙、磷、铁、硒等。小米蛋白质中赖氨酸含量较少，宜与大豆类食物搭配食用。小米健脾易消化，非常适合脾胃虚弱、不思饮食者、产后虚弱的妇女及消化不良的小儿等食用。

玉米

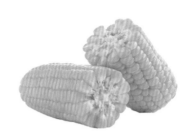

【性味】甘，平。

【归经】入胃、大肠经。

【功效】调中开胃，利尿消肿。

【营养成分】每 100 克玉米含有热量 112 千卡、蛋白质 4 克、脂肪 1.2 克、碳水化合物 22.8 克、膳食纤维 2.9 克、维生素 B_1 0.16 毫克、维生素 B_2 0.11 毫克、烟酸 1.8 毫克、维生素 C 16 毫克、维生素 E 0.46 毫克、磷 117 毫克、钾 238 毫克、钠 1.1 毫克、镁 32 毫克、铁 1.1 毫克、锌 0.9 毫克、硒 1.63 微克。

玉米棒的胚尖富含不饱和脂肪酸，对冠心病有益。玉米所含烟酸多为结合型，不能被人体吸收，可添加少量小苏打（碳酸氢钠）或食用碱，能使其分解为游离型。玉米蛋白质中赖氨酸、色氨酸和苏氨酸含量低，宜与大豆一起食用提高蛋白质利用率。玉米含有丰富的膳食纤维，能有效改善便秘情况。

黑芝麻

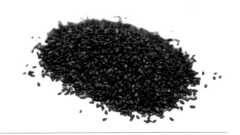

【性味】甘，平。

【归经】入肝、肾、大肠经。

【功效】补肝肾，益精血，润肠燥。

【营养成分】每 100 克黑芝麻含有热量 559 千卡、蛋白质 19.1 克、脂肪 46.1 克、碳水化合物 24 克、膳食纤维 14 克、维生素 B_1 0.66 毫克、维生素 B_2 0.25 毫克、烟酸 5.9 毫克、维生素 E 50.4 毫克、钙 780 毫克、磷 516 毫克、钾 358 毫克、钠 8.3 毫克、镁 290 毫克、铁 22.7 毫克、锌 6.13 毫克、硒 4.7 微克。

黑芝麻含铁量高，并且富含不饱和脂肪酸，对冠心病和动脉粥样硬化患者有益。黑芝麻具有润肠通便的功效，对于身体虚弱、须发早白以及大便干燥者适用。需要注意的是黑芝麻热量高，不建议过量食用。

（二）肉类

兔肉

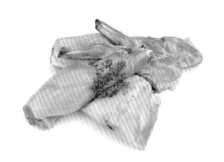

【性味】甘，寒。

【归经】入脾、肝、大肠经。

【功效】健脾补中，凉血解毒。

【营养成分】每100克兔肉含有热量102千卡、蛋白质19.7克、脂肪2.2克、碳水化合物0.9克、胆固醇59毫克、维生素A 26微克、维生素B_1 0.11毫克、维生素B_2 0.1毫克、烟酸5.8毫克、维生素E 0.42毫克、钙12毫克、钠45.1毫克、铁2毫克。

兔肉蛋白质含量高达20%，且肉质细嫩，易消化吸收，脂肪含量极少，是心血管疾病、肥胖、脾胃消化功能减弱人群理想的动物性食物。

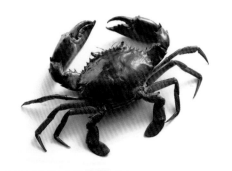

蟹

【性味】咸，寒。

【归经】入肝、胃经。

【功效】清热，散瘀，消肿解毒。

【营养成分】每100克蟹含有热量95千卡、蛋白质13.8克、脂肪2.3克、碳水化合物4.7克、胆固醇125毫克、维生素A 30微克、维生素B_1 0.01毫克、维生素B_2 0.1毫克、烟酸2.5毫克、钙208毫克、钠260毫克、铁1.6毫克。

蟹味虽鲜美，然其性寒，不可多食。需要注意：蒸熟煮透，现煮现吃。脾胃虚寒者及对其过敏者不宜食用。

牛奶

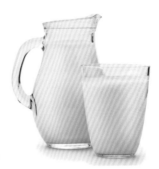

【性味】甘，微寒。

【归经】入心、肺、胃经。

【功效】补虚损，益肺胃，养血，生津润燥，解毒。

【营养成分】每100克牛奶中含有热量65千卡、蛋白质3.1克、脂肪3.5克、碳水化合物6克、钙120毫克、磷90毫克、铁0.1毫克，还含有镁、钾、维生素A、叶酸、抗坏血酸等营养成分。牛奶中蛋白质以酪蛋白、白蛋白、球蛋白为主，包含全部人体必需氨基酸。

牛奶可以为人体提供钙质，促进牙齿和骨骼的发育；可以帮助缓解疲劳、改善睡眠；牛奶含丰富的蛋白质、脂肪乳、维生素，容易被吸收，对黑色素有一定的抑制作用。

（三）蔬菜

莲藕

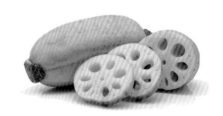

【性味】甘，寒。

【归经】入心、肝、脾、胃经。

【功效】清热生津，凉血，散瘀，止血。

【营养成分】每100克莲藕含热量73千卡、蛋白质1.9克、脂肪0.2克、碳水化合物16.4克、膳食纤维1.2克、维生素B_1 0.03毫克、维生素B_2 0.04毫克、烟酸0.3毫克、维生素C 44毫克、维生素E 0.73克、钙39毫克、磷58毫克、钾243克、钠44.2毫克、镁19毫克、铁1.4毫克、锌0.23毫克、硒0.39微克。

莲藕以肥白纯甘者为佳。生莲藕，性甘寒，凉血止血，除热清胃；熟者甘温，能健脾开胃，益血补心，故主补五脏。

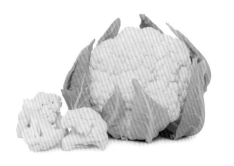

花菜

【性味】甘、凉。

【归经】入心、肝、脾、胃经。

【功效】清热生津。

【营养成分】每 100 克花菜含有热量 26 千卡、蛋白质 2.1 克、脂肪 0.2 克、碳水化合物 4.6 克、膳食纤维 1.2 克、维生素 A 5 微克、维生素 B_1 0.03 毫克、维生素 B_2 0.08 毫克、烟酸 0.6 毫克、维生素 C 61 毫克、钙 23 毫克、磷 47 毫克、钾 200 克、钠 31.6 毫克、镁 18 毫克、铁 1.1 毫克、锌 0.38 毫克、硒 0.73 微克。

花菜是十字花科蔬菜，含具有生物活性的物质——硫代葡萄糖苷，对癌症具有一定预防作用，对人体有益，同时含有丰富的钾，是补钾的优秀来源。

秋葵

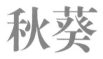

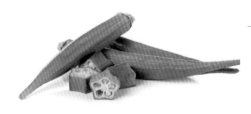

【性味】淡，寒。

【归经】入肾、胃、膀胱经。

【功效】利咽，通淋，下乳，调经。

【营养成分】每 100 克秋葵含有热量 45 千卡、蛋白质 2 克、脂肪 0.1 克、碳水化合物 11 克、膳食纤维 3.9 克、维生素 A 52 微克、维生素 B_1 0.05 毫克、维生素 B_2 0.09 毫克、烟酸 1 毫克、维生素 C 4 毫克、钙 45 毫克、磷 65 毫克、钾 95 毫克、钠 3.9 毫克、镁 29 毫克、铁 0.1 毫克、锌 0.23 毫克、硒 0.51 微克。

秋葵浑身是宝，嫩荚、花、种子均能食用，其嫩荚肉质细腻，富含蛋白质、碳水化合物、脂肪及多糖、黄酮等活性成分，具有抗疲劳、辅助降血脂、提高免疫力等疗效。

茄子

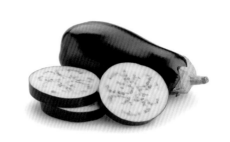

【性味】甘，凉。

【归经】入脾、胃、大肠经。

【功效】清热，活血，消肿。

【营养成分】每100克茄子含有热量23千卡、蛋白质1.1克、脂肪0.2克、碳水化合物4.9克、膳食纤维1.3克、维生素A 8微克、维生素B_1 0.02毫克、维生素B_2 0.04毫克、烟酸0.6毫克、维生素C 5毫克、维生素E 1.13毫克、钙24毫克、磷23毫克、钾142毫克、钠5.4毫克、镁13毫克、铁0.5毫克、锌0.23毫克、硒0.48微克。

吃茄子最好不要去皮，茄子皮尤其是紫茄子皮，皮上含有丰富的维生素P，能增加毛细血管弹性。同时茄子含有皂草苷，具有降低胆固醇的功效。茄子切忌生吃，因其含有茄碱，会导致中毒。茄子性寒，食时往往配以温热的葱、姜、蒜、香菜等。体质虚寒、慢性腹泻者不宜多食。

银耳

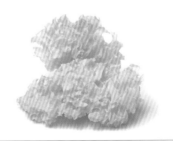

【性味】甘、淡，平。

【归经】入肺、胃、肾经。

【功效】滋阴润肺，益胃生津。

【营养成分】每100克银耳含有热量261千卡、蛋白质10克、脂肪1.4克、碳水化合物67.3克、膳食纤维30.4克、维生素A 8微克、维生素B_1 0.05毫克、维生素B_2 0.25毫克、烟酸5.3毫克、维生素E 1.26毫克、钙36毫克、磷369毫克、钾1588毫克、钠82.1毫克、镁54毫克、铁4.1毫克、锌3.03毫克、硒2.95微克。

银耳含有丰富的银耳多糖，具有一定的降糖、降脂、抗氧化等功效，同时银耳富含膳食纤维，可助胃肠蠕动，改善便秘等情况。

花生

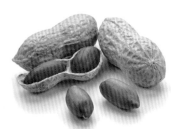

【性味】甘，平。

【归经】入脾、肺经。

【功效】健脾养胃。

【营养成分】每 100 克花生含有热量 313 千卡、蛋白质 12 克、脂肪 25.4 克、碳水化合物 13 克、膳食纤维 7.7 克、维生素 A 2 微克、维生素 B_2 0.04 毫克、烟酸 14.1 毫克、维生素 C 14 毫克、维生素 E 2.93 毫克、钙 8 毫克、磷 250 毫克、钾 390 毫克、钠 3.7 毫克、镁 110 毫克、铁 3.4 毫克、锌 1.79 毫克、硒 4.5 微克。还含有卵磷脂、氨基酸、嘌呤、生物碱等元素。

花生仁富含蛋白质、脂肪，营养非常丰富，花生油中的油酸和亚油酸等不饱和脂肪酸的含量高达 80% 以上。同时花生蛋白质含量高，消化利用率高。花生蛋白和大豆蛋白功能接近，同时还不容易出现腹胀、呃气等症状。需注意咳嗽时不建议过多食用。

（四）水果

梨

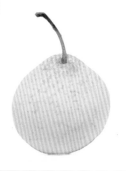

【性味】甘、微酸，凉。

【归经】入肺、胃、心经。

【功效】清热生津，润肺止咳。

【营养成分】每 100 克梨含有热量 50 千卡、蛋白质 0.4 克、脂肪 0.2 克、碳水化合物 13.3 克、膳食纤维 3.1 克、维生素 A 6 微克、维生素 B_1 0.03 毫克、维生素 B_2 0.06 毫克、烟酸 0.3 毫克、维生素 C 6 毫克、维生素 E_1 34 毫克、钙 9 毫克、磷 14 毫克、钾 92 克、钠 2.1 毫克、镁 8 毫克、铁 0.5 毫克、锌 0.46 毫克、硒 1.14 微克。

梨肉质脆多汁，味鲜美，但须注意，梨性凉，过则伤脾胃、助湿阴。故脾胃虚寒、呕吐清水、大便溏泻、腹部冷痛、风寒咳嗽者及产妇等不宜多食。

柿子

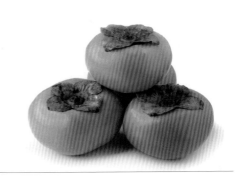

【性味】甘、涩，寒。

【归经】入肺、大肠、心经。

【功效】清热，润肺，止渴。

【营养成分】每 100 克柿子含有热量 74 千卡、蛋白质 0.4 克、脂肪 0.1 克、碳水化合物 18.5 克、膳食纤维 1.4 克、维生素 A 20 微克、维生素 B_1 0.02 毫克、维生素 B_2 0.02 毫克、烟酸 0.3 毫克、维生素 C 30 毫克、维生素 E 1.12 毫克、钙 9 毫克、磷 23 毫克、钾 151 克、钠 0.8 毫克、镁 19 毫克、铁 0.2 毫克、锌 0.08 毫克、硒 0.24 微克。

柿子虽美味，却不宜空腹食用，未完全成熟的柿子含有单宁，空腹食用容易和胃酸形成不溶物；亦不建议与大量蛋白质同时食用，容易形成胃柿石。柿子性寒，阳虚体弱便秘、脾胃虚寒的人或妇女产后不宜食用。

石榴

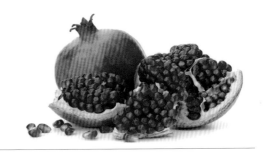

【性味】甘、酸、涩，温。

【归经】入脾、肺经。

【功效】涩肠，止血，止咳。

【营养成分】每 100 克石榴含有热量 73 千卡、蛋白质 1.4 克、脂肪 0.2 克、碳水化合物 18.7 克、膳食纤维 4.8 克、维生素 B_1 0.05 毫克、维生素 B_2 0.03 毫克、维生素 C 9 毫克、维生素 E 4.91 毫克、钙 6 毫克、磷 71 毫克、钾 231 毫克、钠 0.9 毫克、镁 16 毫克、铁 0.3 毫克、锌 0.19 毫克。

石榴果实色红如宝石，果粒酸甜可口多汁，富含果糖和维生素 C，营养价值丰富。

柚子

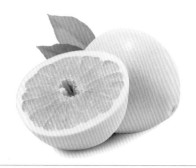

【性味】酸，寒。

【归经】入肝、肺经。

【功效】清胃润肠，消食醒酒，化痰止咳。

【营养成分】每 100 克柚子含有热量 42 千卡、蛋白质 0.8 克、脂肪 0.2 克、碳水化合物 9.5 克、膳食纤维 0.4 克、维生素 A 2 微克、维生素 B_2 0.03 毫克、烟酸 0.3 毫克、维生素 C 23 毫克、钙 4 毫克、磷 24 毫克、钾 119 毫克、钠 3 毫克、镁 4 毫克、铁 0.3 毫克、锌 0.4 毫克、硒 0.7 微克。

柚子具有开胃、促进消化的功效，且含钾丰富、含钠低，非常适合高血压患者食用。同时柚肉含有丰富的苷类物质、维生素、矿物质、类胰岛素等成分，糖尿病患者可选择食用。

龙眼

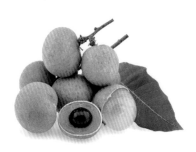

【性味】甘，温。

【归经】入心，脾经。

【功效】补益心脾，养血安神。

【营养成分】每 100 克龙眼含热量 71 千卡、蛋白质 1.2 克、脂肪 0.1 克、碳水化合物 16.6 克、钙 6 毫克、磷 30 毫克、钾 248 毫克、钠 3.9 毫克、镁 10 毫克、铁 0.2 毫克、锌 0.4 毫克、硒 0.83 微克。

龙眼肉营养丰富，有安神补血之效；果核有收敛止血之效。然龙眼性温，每次不宜食用太多，易生内热，湿阻中满、痰饮内停或内有痰火者慎用。糖尿病患者慎用。

葡萄

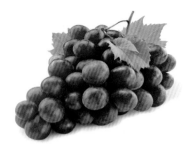

【性味】甘、酸，平。

【归经】入肝，肾，肺经。

【功效】补气血，益肝肾，生津液，强筋骨，除烦。

【营养成分】每100克葡萄含有热量44千卡、蛋白质0.5克、脂肪0.2克、碳水化合物10.3克、膳食纤维0.4克、维生素B_1 0.04毫克、维生素B_2 0.02毫克、烟酸0.2毫克、维生素C 25毫克、维生素E 0.7毫克、钙5毫克、磷13毫克、钾104毫克、钠1.3毫克、镁8毫克、铁0.4毫克、锌0.18毫克、硒0.20微克。

葡萄中的多种果酸有助于消化，适当食用能健脾和胃。成熟的葡萄含糖量高达10%~30%，以葡萄糖为主，糖尿病患者慎用。

（五）其他

蜂蜜

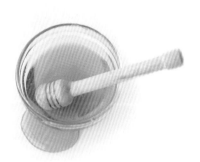

【性味】甘，平。

【归经】入脾、肺、大肠经。

【功效】补中缓急，润肺止咳，润肠通便。

【营养成分】每100克蜂蜜含有热量321千卡、蛋白质0.4克、脂肪1.9克、碳水化合物75.6克、维生素B_2 0.05毫克、维生素C 3毫克、钙4毫克、钠0.3毫克、铁1毫克。

蜂蜜营养成分复杂，主要成分为糖类，其中60%~80%是人体容易吸收的单糖（葡萄糖和果糖），同时含有丰富的维生素，尤其是B族维生素，所含超氧化物歧化酶（SOD）具有抗氧化功能。注意，痰湿内蕴、中满痞胀及大便不实者慎服。糖尿病患者慎用。

四、常见药材

（一）清热润肺类

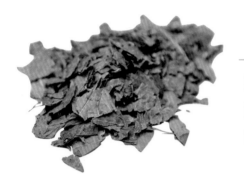

桑叶

【性味】甘、苦，寒。

【归经】入肺、肝经。

【功效】疏散风热，清肺润燥，清肝明目。

【现代药理研究】抗动脉粥样硬化，降血脂，减肥，保护心脏，延缓衰老，抗血红细胞氧化溶血，解热，镇痛、抗炎，抗肿瘤等。

（二）滋阴润肺类

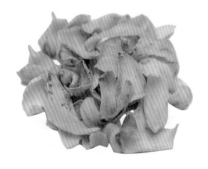

百合

【性味】甘，寒。

【归经】入心、肺经。

【功效】养阴润肺，清心安神。

【现代药理研究】止咳，祛痰，平喘，抗抑郁，抗氧化，抗炎，抗肿瘤，免疫调节，降血糖，抑菌等。

玉竹

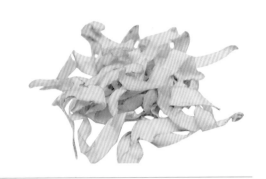

【性味】甘，微寒。

【归经】入肺、胃经。

【功效】养阴润燥，生津止渴。

【现代药理研究】降血糖，调节免疫，抗氧化，抗衰老，抗肿瘤等。

北沙参

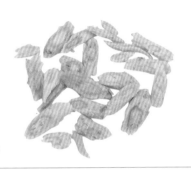

【性味】甘，凉。

【归经】入肺、胃经。

【功效】北沙参长于入"胃"，偏于养胃生津。

【现代药理研究】抗肿瘤，抗真菌，抗菌，降血糖等。

南沙参

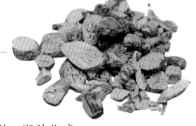

【性味】甘，凉。

【归经】入肺、胃经。

【功效】南沙参长于入"肺"，偏于养阴清热、润肺化痰。

【现代药理研究】调节免疫，抗辐射，抗衰老，改善学习记忆障碍，清除自由基，保肝，强心，祛痰，抗真菌等。

麦冬

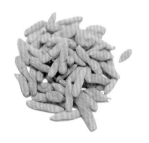

【性味】甘、微苦，微寒。

【归经】入心、肺、胃经。

【功效】养阴生津，润肺清心。

【现代药理研究】降血糖，保护心血管系统，增强免疫，延缓皮肤衰老，抗炎，抗肿瘤等。

杏仁

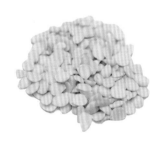

【性味】苦，温。有小毒。

【归经】入肺、大肠经。

【功效】祛痰止咳，平喘，润肠。

【现代药理研究】抗氧化，防治高血压，抗肿瘤，镇咳，镇痛，降血脂，润肠通便等。

生地黄

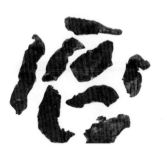

【性味】甘，寒。

【归经】入心、肝、肾经。

【功效】清热凉血，养阴，生津。

【现代药理研究】改善心肌缺血，对脑缺血、神经衰老和脑损伤均有保护作用，还具有降血糖、调血脂、护肝、抗骨质疏松、抗炎、抗电离辐射等作用。

川贝母

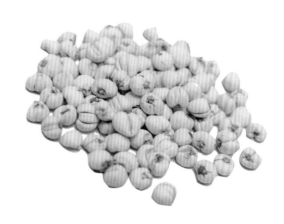

【性味】苦、甘，微寒。

【归经】入肺、心经。

【功效】清热润肺，化痰止咳。

【现代药理研究】止咳，祛痰，平喘，镇静，镇痛，抗肿瘤，抗口腔溃疡，降压，抗炎等。

（三）疏肝解郁类

佛手

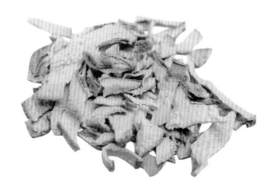

【性味】辛、苦，温。

【归经】入肝、脾、胃、肺经。

【功效】舒肝，理气，和中，化痰。

【现代药理研究】佛手含有多种生物化学活性物质，具有抗肿瘤、增强免疫力、抗氧化等功效。

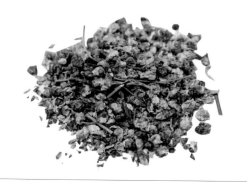

绿萼梅

【性味】苦、微甘，平。

【归经】入肝、胃经。

【功效】平肝和胃。

【现代药理研究】抗金黄色葡萄球菌，抗大肠杆菌、伤寒杆菌、副伤寒杆菌、痢疾杆菌、结核杆菌等，抗皮肤真菌等。

（四）健脾益胃类

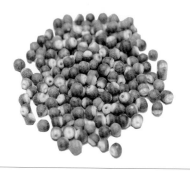

芡实

【性味】甘、涩，平。

【归经】入脾、肾经。

【功效】益肾固精，补脾止泻，祛湿止带。

【现代药理研究】抗氧化，抗心肌缺血，延缓衰老，改善学习记忆，抗癌，降血糖等。

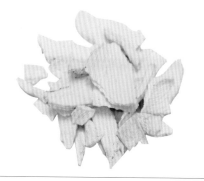

山药

【性味】甘，平。

【归经】入脾、肺、肾经。

【功效】补脾养肺，固肾益精。

【现代药理研究】抗肿瘤，抗衰老，调节免疫，抗肿瘤，降血糖等。

第二节 | 孟秋

一、气候特点

孟秋，即农历七月份。气温始降，昼热夜凉，早晚温差大。白日闷热难耐，湿气未退，湿热夹杂而存；傍晚秋风偶尔吹起，不易察觉。包含立秋、处暑两个节气。

二、养生原则——侧重于清热润燥

元代医家忽思慧在《饮膳正要》中说："秋气燥，宜食麻润其燥。"秋季以"燥"见长。入秋之后，气候逐渐干燥，但仍暑气难消，孟秋之时，刚出夏季转秋凉，养生应以防"温燥"为主。饮食应多选择辛凉甘润的食物以清热、生津、润燥，如秋梨、桑叶等。

《素问·阴阳血象大论》说："秋伤于湿，冬生咳嗽。"此时夏暑之气刚过，还残留暑湿之邪伤人，可适当食用清暑祛湿、健脾和胃之品，如冬瓜、薏苡仁等。

三、推荐药膳

冬瓜薏苡仁瘦肉粥

【功效】健脾祛湿，清热利水。

【原料】带皮冬瓜100克，瘦肉50克，薏苡仁25克，粳米100克。

【制作方法】猪瘦肉切末，腌制好，冬瓜切块，备用，薏苡仁提前浸泡半天。薏苡仁、粳米煮粥。至粥好，加入冬瓜、瘦肉末，煮至肉烂瓜熟，出锅调味即可。

【食用方法】每日1次，早餐或晚餐食用。

解析 冬瓜、薏苡仁均有清热利水之效；搭配益气养血、滋阴润燥之猪肉和健脾之粳米，组成一道具有健脾祛湿、清热利水功效的美味药膳。沿海城市夏季气温高、湿度大，易受暑湿之邪困扰，可常食冬瓜薏苡仁瘦肉粥，既能健脾祛湿，又能润燥，符合秋季的养生特点。

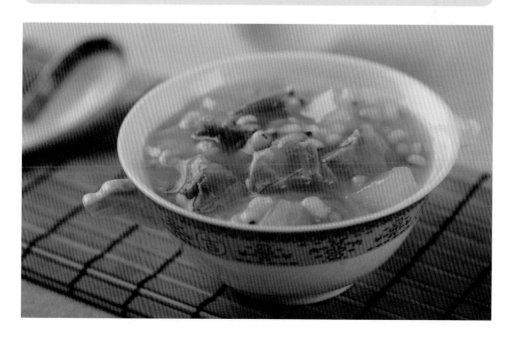

沙参蒸鲍鱼

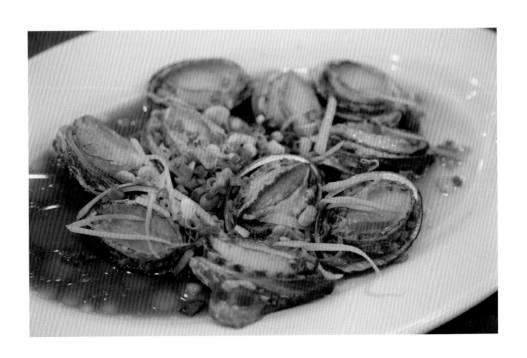

【功效】滋阴生津。

【原料】北沙参10克，莲子6克，鲍鱼150克，葱10克，姜5克，盐3克，料酒6毫升，味精2克。

【制作方法】鲍鱼洗净，切成薄片；北沙参润透切片；莲子用温水发透，去心；姜、葱洗净，葱切段；姜切丝。将鲍鱼、葱、姜、料酒、盐放入碗内，腌制30分钟入味。将腌制的鲍鱼、北沙参、莲子放入蒸杯内，蒸1小时，调味即成。

【食用方法】每周1~2次，佐餐食用。

【宜忌】凡风寒咳嗽、脾胃虚寒者忌食。

解析 北沙参微寒，能养阴润肺，是养阴常用药，擅补五脏之阴，尤其肺阴；莲子补脾养心安神；鲍鱼养阴固肾，蛋白质含量丰富。3种材料组合具有滋阴生津的作用。秋季燥邪见长，最易侵袭肺卫，北沙参蒸鲍鱼滋阴润肺之力强，初秋可常食。

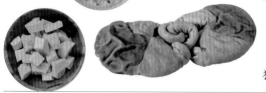

天冬南瓜炖猪肚

【功效】滋阴润燥，健脾益胃。

【原料】天冬10克，南瓜100克，猪肚半个。

【制作方法】猪肚洗净、焯水、切条，加适量水与天冬同煮。煮至猪肚软烂时加入南瓜煮熟，出锅前加少许盐调味。

【食用方法】每月1~2次，佐餐食用。

解析 天冬清肺降火、滋阴润燥；南瓜有健脾润燥的作用；猪肚味甘性温，专治脾胃亏损，具有以形补形之妙，历来被公认为调治中焦的食疗佳品。此道药膳秋季可多吃，既可滋阴润燥也可健脾益胃。南瓜膳食纤维含量丰富，每100克南瓜碳水化合物含量仅5克、是优质的低血糖负荷食物，可以替代部分主食食用，有益于糖尿病患者餐后血糖的平稳控制。每100克猪肚含胆固醇165毫克，《中国居民膳食指南（2016）》建议每人每日摄入胆固醇不多于300毫克，在食用这道药膳的同时，应减少其他富含高胆固醇的食物的摄入。

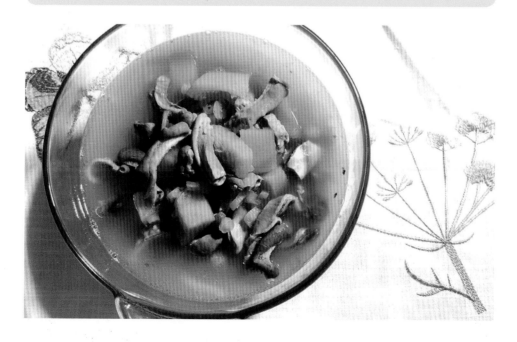

百合秋梨饮

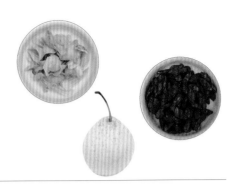

【功效】养阴润肺，止咳化痰。

【原料】秋梨 1 个（约 220 克），百合 20 克，枸杞子少许。

【制作方法】秋梨削皮切块；鲜百合洗净掰碎。百合与秋梨同时放入养生壶，加水 1000 毫升，大火煮开后转小火炖 20~30 分钟即可，出锅前可放少许枸杞子。

【食用方法】每周 2~3 次，可作点心食用。

解析 秋梨味甘带酸，具有清热生津、润燥化痰的功效，梨中含有丰富的天然果糖，一个中等大小的梨（约 220 克）含果糖约 11 克，果糖具有口感好、甜度高、升糖指数低（GI=23）以及不易导致龋齿等优点；百合甘寒滋润，质厚多液，有润肺养阴的作用；枸杞子也具有润肺的作用。本方清凉甘润、滋阴生津，使肺阴充而燥咳止。百合与梨的搭配特别适合秋季润燥、养阴、养肺。

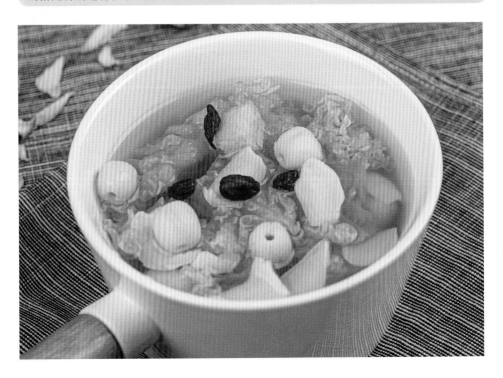

玉竹乌梅消渴饮

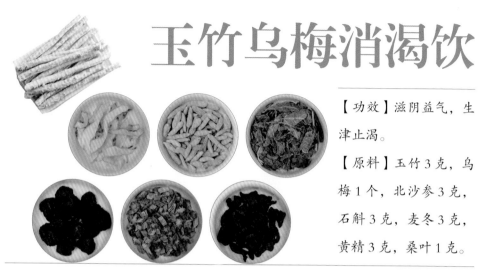

【功效】滋阴益气，生津止渴。

【原料】玉竹3克，乌梅1个，北沙参3克，石斛3克，麦冬3克，黄精3克，桑叶1克。

【制作方法】将上述药材包成药包，加1000毫升清水，浸泡20分钟后大火煮开，小火5~10分钟后即可饮用；将水煮至微沸后浸泡效果更佳。可反复开水冲泡至无味。

【食用方法】代茶适量饮用。

解析 玉竹、北沙参、石斛、麦冬均可益胃养阴生津。黄精补气养阴，配合乌梅酸甘化阴以增强养阴之力，可缓解口渴症状；北沙参润肺；麦冬清心；黄精健脾益肾；桑叶清肺润燥；石斛清热；全方清补并行，补虚而不敛邪。现代药理研究表明玉竹、乌梅、石斛、麦冬、黄精、桑叶均有调节血糖、血脂的作用，玉竹还可改善胰脏功效、抗衰老，北沙参可抗肿瘤。常服此茶饮，可起到抗氧化、抑菌、抗炎、增强免疫等作用。

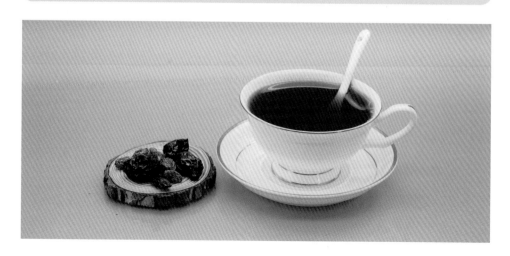

第三节 | 仲秋

一、气候特点

仲秋，即农历八月份。气候始凉，暑气始消，却不愿离去，时有反弹之势，秋燥始生。此时台风时犯，时有湿气送来，且秋风盛起，寒热反复，变化多端。包含白露、秋分两个节气。

二、养生原则——侧重于滋阴润燥、疏肝解郁

仲秋时节随着气温逐渐下降，天气转凉，秋燥将越来越明显。饮食以"减辛增酸，甘润养肺"为主要原则。可多食用偏酸性的食物，如柑橘、山楂、葡萄等。减少辣椒、花椒、胡椒、葱、姜等辛辣食物，尤其忌麻辣火锅之类的大辛大热之品，以防助燥化热生火，加重秋燥，故应以凉润为主。秋季落叶纷飞，景色萧条，易引"伤秋"之感，进而影响食欲，且肝主情志，肝病易传脾，当先实脾，故在滋阴润肺的同时，应辅以疏肝解郁、健脾益气之品。

三、推荐药膳

莲子小米枸杞子煲海参

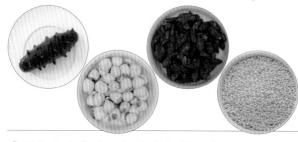

【功效】健脾补虚。

【原料】 水发海参 150 克，鲜莲子 25 克，枸杞子 10 克，小米 100 克，盐、鸡精适量。

【制作方法】准备好泡发好的海参，清洗干净备用。将小米淘洗干净，加适量水，大火煮开，加入鲜莲子，转小火慢熬 15 分钟至小米和莲子软烂。然后将海参放入锅里，中火煮 1 分钟左右。在出锅前的 1 分钟，撒适量的枸杞子，加少许盐和鸡精搅匀，调味后即可关火。

【食用方法】每周 1~2 次，代主食食用。

解析 小米和中益肾、除热解毒；莲子补脾止泻、益肾固精、养心安神；枸杞子滋补肝肾、润肺明目；海参补肾益精、养血润燥。全方具有健脾、滋补肝肾之效，是秋季食疗平补之优选。

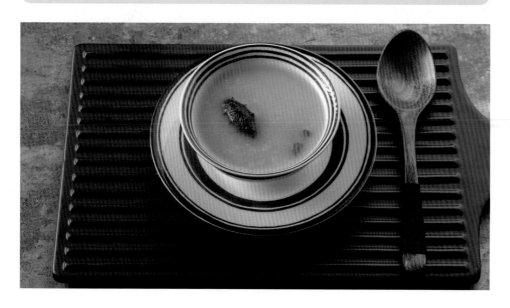

沙参炖豆腐

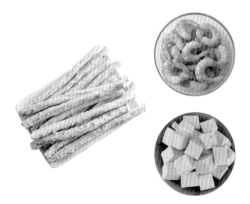

【功效】润肺止咳。

【原料】北沙参 10 克，豆腐 200 克，虾仁 75 克，姜片 5 克，葱段 5 克，盐 3 克，味精 3 克，素油适量，料酒少许，鲜汤 150 克，生粉、鸡蛋清少许。

【制作方法】北沙参润透切片，洗干净；虾仁挑去虾线，加盐、料酒、生粉、蛋清腌制 30 分钟；豆腐切成 2 厘米见方小块。炒锅在大火上烧热，放入油烧至三成热时将虾仁放入，滑出锅沥油。炒锅置大火上烧热，放入素油烧至六成热时，放入姜、葱爆香，加入北沙参、鲜汤，下入豆腐、盐、虾仁同烧至入味，勾芡起锅即成。

【食用方法】每周 1~2 次，佐餐食用。

> 解析 北沙参清肺养阴、益胃生津，主用于肺阴虚引起的燥热咳嗽；虾仁滋阴补肾；豆腐具有清热解毒、宽肠降气、益气和中的作用。以北沙参、虾仁的阴凉，辅以豆腐之凉润，共成润肺止咳之佳肴。

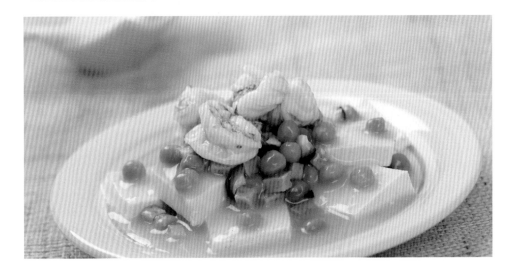

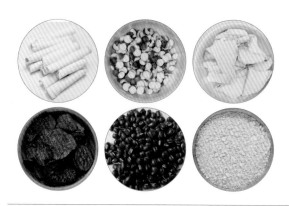

健脾糕

【功效】健脾益胃。

【原料】茯苓 15 克，芡实 15 克，鲜山药 150 克，紫薯 150 克，蜜红豆少许，熟糯米粉少许。

【制作方法】茯苓、芡实打细粉后大火蒸熟（1 小时）；山药、紫薯蒸熟后去皮压泥，加入少许熟油；茯苓、芡实、山药、少许蜜红豆混合，将山药泥和紫薯泥等分成相同大小的圆球，模具内撒少许糯米粉，先压入山药球，再压入紫薯球，脱模即可食用。

【食用方法】每周 2~3 次，代早餐随量食用。

解析 茯苓健脾、利水渗湿、安神；芡实补脾益肾；山药既能补肾健脾，又是常食用的薯类，可用于脾胃虚弱、肺脾两虚者；紫薯和胃健中；红豆清热解毒利水。5 种食材均为药食同源之品，搭配起来可有健脾益胃之功，同时富含膳食纤维，属于低 GI 食物，制作成健脾糕，保证了美味的同时兼顾了营养价值和药用调理功效。可常食，男女老少皆宜。

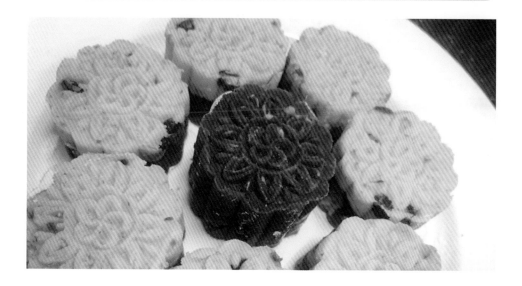

枸杞子天冬羹

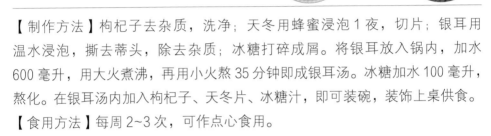

【功效】滋阴,补肝肾。

【原料】枸杞子、天冬各10克,银耳(干品)15克,冰糖适量。

【制作方法】枸杞子去杂质,洗净;天冬用蜂蜜浸泡1夜,切片;银耳用温水浸泡,撕去蒂头,除去杂质;冰糖打碎成屑。将银耳放入锅内,加水600毫升,用大火煮沸,再用小火熬35分钟即成银耳汤。冰糖加水100毫升,熬化。在银耳汤内加入枸杞子、天冬片、冰糖汁,即可装碗,装饰上桌供食。

【食用方法】每周2~3次,可作点心食用。

解析 枸杞子滋补肝肾;天冬滋养肾阴、清心除烦;银耳滋补生津、润肺养胃;天冬、银耳为养阴佳品,搭配枸杞子则更添滋补肝肾之功效。秋日咳喘、咽干口燥,可食用这道药膳以滋阴润肺。

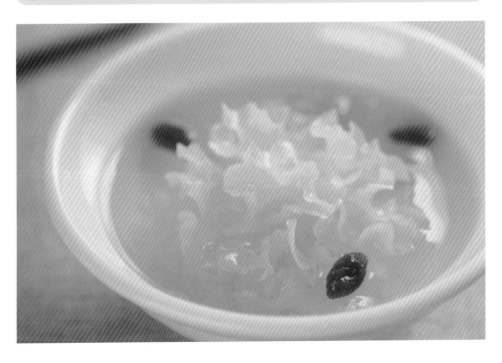

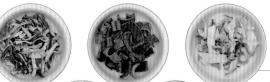

橘佛茶

【功效】疏肝理气，开郁化痰。

【原料】陈皮3克，厚朴3克，佛手3克，红茶3克，党参6克。

【制作方法】上述5味共制粗末，放入茶杯中用沸水冲泡10分钟，代茶饮用，至味淡为止。

【食用方法】每日1剂，代茶适量饮用。

解析 陈皮具有理气通络化痰之功；佛手具有舒肝、理气、和中、化痰之功；厚朴既可温中行气降逆，又可健脾燥湿；红茶温中暖胃；党参健脾益胃，取其"知肝传脾，当先实脾"之意。

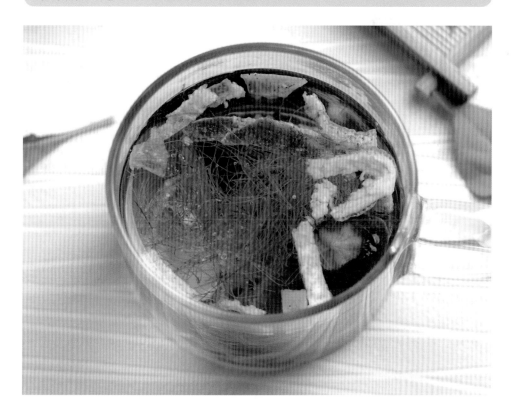

第四节 | 季秋

一、气候特点

季秋，即农历九月份。重阳佳节，风清气爽，落叶纷纷，气候冷热适宜；湿气退尽，燥邪盛行，寒气蠢蠢欲动；若遇雨天，则促寒速生。包含寒露、霜降两个节气。

二、养生原则——侧重于滋阴润肺，健脾益胃

季秋是秋季的最后一个月，燥邪依然盛行，易侵犯人体耗伤肺阴，同时气候转冷，可见冬日气息，乃秋冬之转折点，人体脏腑的活动也开始趋向"冬藏"，所以养生要兼顾秋与冬的气候特点。深秋饮食宜以润养肺阴、甘淡健脾为主，可选择偏于温润的食物，如杏仁、核桃、黑芝麻等，做到既不伤阳又不耗阴。

三、推荐药膳

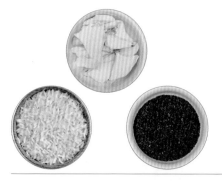

山药芝麻粥

【功效】润肠，补脾肾。

【原料】干山药 15 克，黑芝麻 5 克，粳米 100 克。

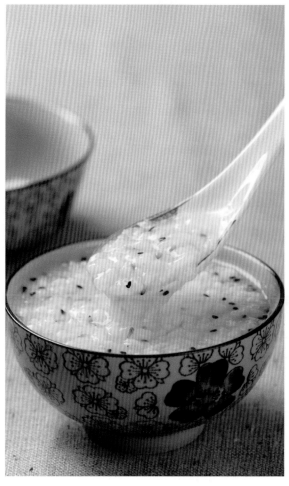

【制作方法】将山药润透，切成片；黑芝麻去杂质、炒熟研细（或直接使用熟黑芝麻粉）；粳米淘洗干净。将山药、黑芝麻粉、粳米放入锅内，加清水适量，置大火上煮沸，再用小火煮 35 分钟，将熟时撒入黑芝麻粉，最后可根据个人口味加入白糖等调味即可。

【食用方法】每周 2~3 次，代主食食用。

解析 山药味甘，性平，无毒，归脾、肺、肾经，能补脾养胃、生津益肺、补肾涩精；黑芝麻药食两用，具有补肝肾、滋五脏、益精血、润肠燥等保健功效，被视为滋补圣品；粳米健脾胃。三者共煮成粥，具养胃、补肾、润肠功效，尤其适合老人养生食用。

红枣莲子藕粉羹

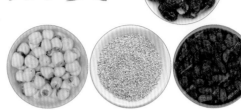

【功效】健脾固精，润肤养颜。

【原料】莲子 10 粒，藕粉 30 克，
红枣 2 颗，葡萄干少许。

【制作方法】红枣去核掰碎，莲子去芯，红枣与莲子同煮至莲子软烂。藕粉用少许凉水冲化，藕粉水缓慢加入红枣莲子汤（热），边倒边搅拌、加热，至藕粉羹完全透明即可。可根据个人口味加少许蜂蜜调味。

【食用方法】每周 1~2 次，可作为早餐或点心适量食用。

解析 莲子具有补脾止泻、益肾涩精、养心安神的功效。莲藕补五脏，和脾胃，益血补气；藕粉性稍凉，有生津清热、健脾益气的功效；红枣补中益气、补血润心肺。3 种常见的食材搭配成红枣莲子藕粉羹，可固精气、乌须发、润肤养颜、补益心脾、滋阴养颜、安神等。藕粉脂肪含量低，碳水化合物含量高，所以患糖尿病者不宜一次大量食用。

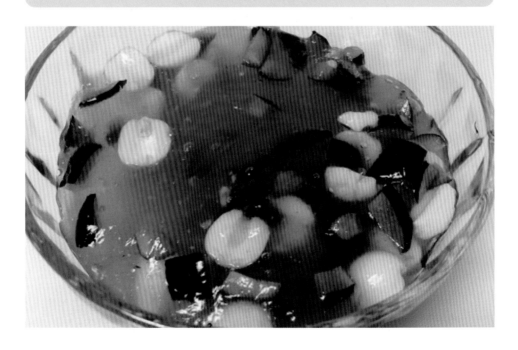

玉竹鸽子

【功效】滋补脾肺，生津止渴。

【原料】山药5克，玉竹5克，麦冬5克，鸽子1只，

葱5克，姜5克，料酒3毫升，盐3克，味精2克。

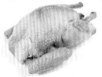

【制作方法】鸽子去毛及肠等杂质，洗净；山药、玉竹、麦冬洗净；姜切片，葱切段。将全部原料放入瓦锅内，加适量清水，用大火烧沸后改用小火煮2小时，加入精盐、味精调味即成。

【食用方法】每周1~2次，佐餐食用。

【宜忌】痰湿气滞、阴病内寒者慎用。

解析 山药健脾补肾；玉竹、麦冬润肺养阴生津；鸽子补益气血、滋补肝肾，营养价值高。四味搭配，共奏滋补脾肺、生津止渴之功效，是秋季润燥平补之选。年老体弱，病后未复者，及症见体虚乏力、食欲不振、形体消瘦、面色萎黄者均可应用。

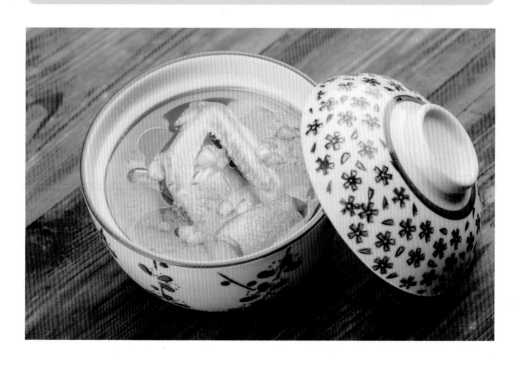

核桃三物饮

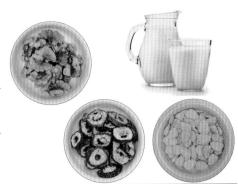

【功效】润燥，养肺胃，养血润肠。

【原料】核桃仁 10 克，山楂 5 克，甜杏仁 10 克，牛奶 250 毫升。

【制作方法】将核桃仁、山楂、甜杏仁、牛奶一同放入料理机打匀煮沸即可。

【食用方法】每周 2~3 次，可作早餐佐食。

解析 核桃仁补肾益精、温肺定喘、润肠通便；山楂消食健胃、行气消滞；甜杏仁止咳平喘、润肠通便；牛奶补虚损、益肺胃、养血、生津润燥、解毒。季秋时节饮食应甘淡以养肺胃，4 种食材搭配具有润燥、养肺胃、养血润肠的作用，老少皆宜。

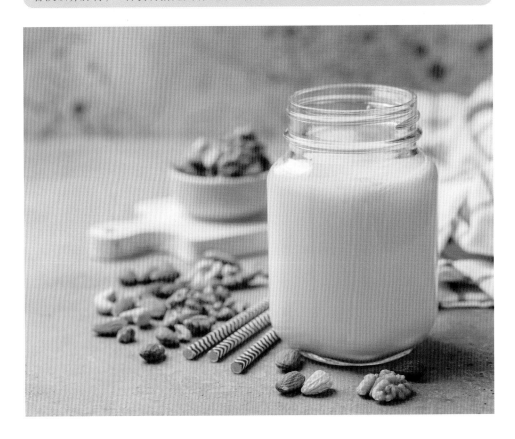

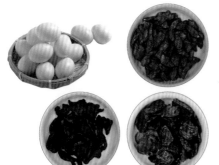

益寿鸽蛋汤

【功效】滋补肝肾，益阴养血。

【原料】枸杞子5克，龙眼肉5克，制黄精5克，鸽蛋4枚。

【制作方法】枸杞子洗净，龙眼肉、制黄精洗净切碎，锅中加水约750毫升，加入以上3味药物同煮，大火煮沸后改小火继续煮20分钟，再将鸽蛋打入锅内，煮至蛋熟即成。

【食用方法】每周1~2次，佐餐食用。

解析 枸杞子入肝肾经，可滋阴补血、益精明目；黄精有补脾益肺、养阴润燥的作用；龙眼肉善补心脾、气血。三药相配伍，能大补五脏之阴，润燥生津。鸽蛋为蛋中上品，能补虚强身，全方具有滋补肝肾、益阴补血、生津润肺的作用。秋季养生要兼顾秋与冬的养生原则，常食益寿鸽蛋汤可以滋补肝肾，益阴养血。

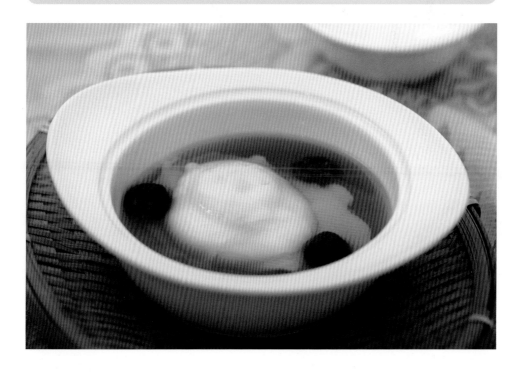

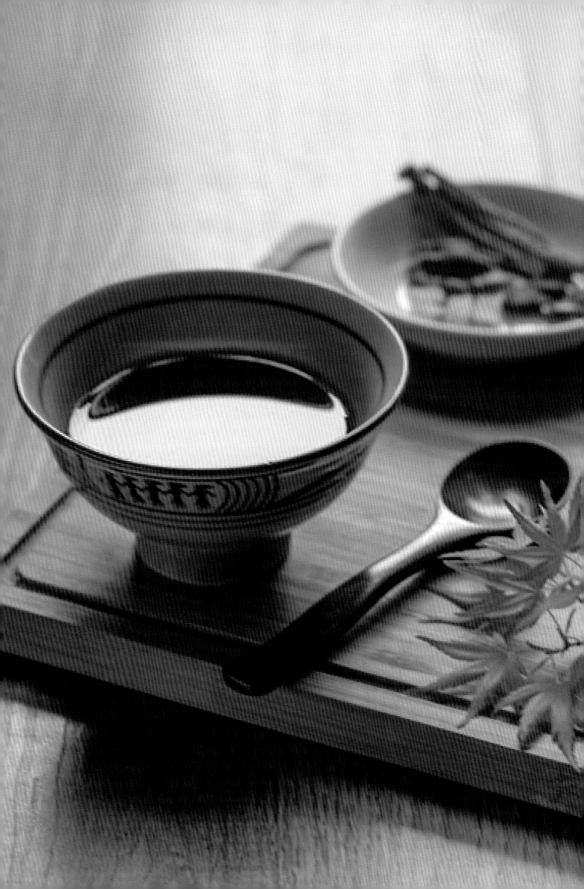

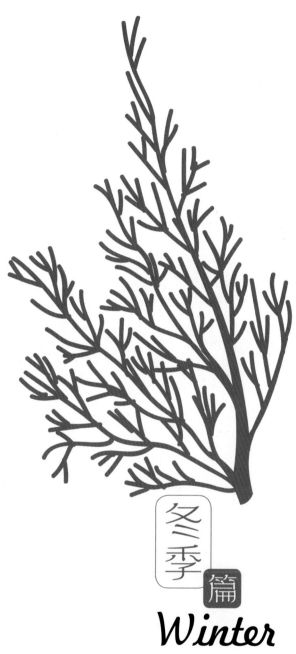

冬
季
篇

Winter

第一节 | 冬季概述

冬三月，是一年中气候最寒冷的季节。人体阳气潜藏，阴气盛极，草木凋零，蛰虫伏藏，用冬眠状态养精蓄锐，为来春生机勃发做好准备，阴阳消长也处于相对缓慢的状态。因此，冬季养生之道，应着眼于一个"藏"字。

一、常见疾病、症状及病因病机

冬属于肾，肾为"先天之本"，肾性蛰伏，主闭藏，肾藏精，肾阳温煦五脏六腑。若肾失温煦、摄纳，容易出现腰膝冷痛、自汗怕冷、四肢不温、气喘耳鸣等症状。

冬季气候寒冷，易外感风寒，出现鼻塞、流涕、咳嗽、全身酸痛等症状；此外风寒外束，腠理郁闭，郁而化热，可出现皮肤瘙痒，素体阴血亏虚者更甚。寒邪凝滞收引，易导致人体气血运行不畅，在里表现为心悸、胸痛、胸闷、眩晕、

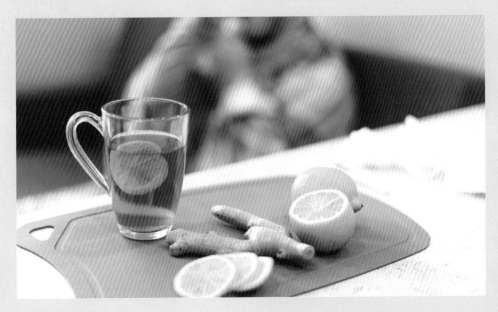

头痛等心脑血管疾病症状，在外表现为关节疼痛，加上我国南方地区没有供暖，沿海空气湿度大，气候潮湿阴冷，老年人肝肾亏虚，更容易诱发腰背关节酸痛等症状。寒冷的空气对消化道影响大，若寒邪直中于里，伤及脏腑阳气，易出现胃脘部冷痛、腹泻、恶心呕吐等消化道症状，所以冬季养生尤其要注意保暖。

二、饮食养生要点

《内经·四气调神大论》认为："冬三月，此谓闭藏。"冬季当使神志伏匿，情志舒畅而闭藏，以适天时闭藏之期。逆之则水伤，木失所养，并影响春季生发之气。养生上宜藏肾精为宜。冬季气候严寒，易感风寒，加之寒气内应肾，当散风寒，温肾阳，同时宜健脾温胃。因此冬季基本治疗原则为补肾藏精、温阳散寒、补脾温胃、行气活血。多选用药食同源的食材、药材。食物宜温热松软，增苦少咸，多吃黑色食物，既注意热量的补充，同时保证营养均衡。冬季饮食需要注意以下几点。

（1）宜补肾藏精。"冬不藏精，春必病温。"冬季人体阳气内藏、阴精固守，总体应以敛阴护阳为根本，可选用核桃、黄精、肉苁蓉、枸杞子、熟地黄等。

（2）宜温补肾阳。冬季五脏属肾，气候严寒，寒气内应肾，容易出现肾阳亏虚。因此冬季养生首先应补肾温阳。可多选用性温味甘、咸及血肉有情之品来进行温肾散寒。如羊肉、鸡肉、牛肉、巴戟天等。

（3）宜健脾温胃。脾胃健运是水谷化为精气的基础。此外进食宜温热，避免生冷、较硬的食物损伤脾阳，可选用如砂仁、干姜、猪肚等。同时冬季还需避免过度进补，避免过度食用肥甘厚腻导致脾胃运化失常。

（4）宜发散风寒。冬季外邪主要是寒邪，外出受冷可饮葱白生姜饮。平素注意益气固表，可以选择黄芪、党参炖肉。寒性收引，注意活血通阳，可用川芎、桂枝等。因风寒外束，郁而化热出现的皮肤瘙痒，可多食用疏风散寒、养血润燥的食物，如生地黄、当归等。

三、常见食材

（一）主食

高粱米

【性味】甘、涩，温。

【归经】入脾、胃、肺经。

【功效】健脾止泻，化痰安神。

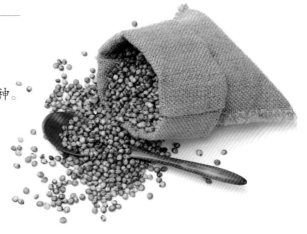

【营养成分】每 100 克高粱米含有热量 360 千卡、蛋白质 10.4 克、脂肪 3.1 克、碳水化合物 74.7 克、膳食纤维 4.3 克、维生素 B_1 0.29 毫克、维生素 B_2 0.1 毫克、烟酸 1.6 毫克、维生素 E 1.88 毫克、钙 22 毫克、磷 329 毫克、钾 281 毫克、钠 6.3 毫克、镁 129 毫克、铁 6.3 毫克、锌 1.64 毫克、硒 2.83 微克。

高粱营养丰富，含有人体所需的多种营养成分，同时还含有多种生物活性成分，例如多酚、花青素、植物固醇等，对人体健康十分有益，但是高粱表皮中含有抗营养因子——单宁，对高粱的营养价值以及适口性都有一定的不良影响。高粱米可碾粉熟食或煮粥食，能健脾益胃，脾虚有水湿者宜多食用，中焦虚寒，食少泄泻者宜食之。

糯米

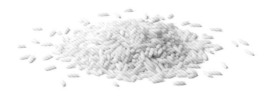

【性味】甘，温。

【归经】入脾、胃、肺经。

【功效】补中益气，健脾止泻。

【营养成分】每 100 克糯米含有热量 345 千卡、蛋白质 9 克、脂肪 1 克、碳水化合物 75.3 克、膳食纤维 0.6 克、维生素 B_1 0.1 毫克、维生素 B_2 0.03 毫克、烟酸 1.9 毫克、维生素 E 0.93 毫克、钙 8 毫克、磷 48 毫克、钾 136 毫克、钠 1.2 毫克、镁 50 毫克、铁 0.8 毫克、锌 1.2 毫克、硒 2.8 微克。

糯米性温，能暖脾胃，补中气，宜煮粥食用。糯米黏腻，难消化，故婴幼儿及老年人和病后消化力弱者忌食糯米饼糕。湿热痰火及脾滞者禁服。

黑豆

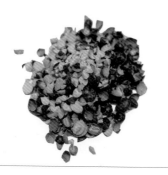

【性味】甘，平。

【归经】入脾、胃经。

【功效】健脾益肾。

【营养成分】每 100 克黑豆含有热量 401 千卡、蛋白质 36 克、脂肪 15.9 克、碳水化合物 33.6 克、膳食纤维 10.2 克、维生素 A 5 微克、维生素 B_1 0.2 毫克、维生素 B_2 0.33 毫克、烟酸 2 毫克、维生素 E 17.36 毫克、钙 224 毫克、磷 500 毫克、钾 1377 毫克、钠 3 毫克、镁 243 毫克、铁 7 毫克、锌 4.18 毫克、硒 6.79 微克，并含异黄酮类、皂苷类、胆碱、生物素、唾液酸等。

黑豆含蛋白质高，高于其他豆类，同时含有多种微量元素和大豆皂苷等功能因子。大豆具有降低胆固醇、清除自由基等功效。注意，大豆容易产气，脾虚腹胀、肠滑泄泻、术后者慎服。小儿不宜多食。

（二）肉类

羊肉

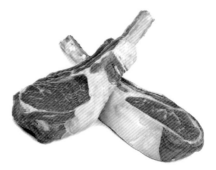

【性味】甘，热。

【归经】入脾、胃、肾经。

【功效】健脾温中，补肾壮阳，益气养血。

【营养成分】每100克熟羊肉含有热量203千卡、蛋白质19克、脂肪14.1克、碳水化合物0克、胆固醇92毫克、维生素A 22微克、维生素B_1 0.05毫克、维生素B_2 0.14毫克、烟酸4.5毫克、维生素E 0.26毫克、钙6毫克、钠80.6毫克、铁2.3毫克。

羊肉肉质细嫩，容易被消化，且含有很高的蛋白质和丰富的维生素。适当吃羊肉能提高身体素质，抵抗疾病能力。注意，外感时邪或有热证者禁服，孕妇不宜多食。

海蛎

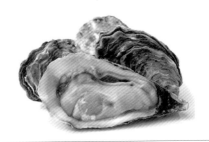

【性味】甘、咸，平。

【归经】入心、肝经。

【功效】滋阴养血，化痰软坚。

【营养成分】每100克海蛎肉含有热量73千卡、蛋白质5.3克、脂肪2.1克、碳水化合物8.2克、碘66毫克、维生素B_1 0.01毫克、维生素B_2 0.13毫克、烟酸1.4毫克、维生素E 0.81毫克、钙131毫克、钠462.1毫克、铁7.1毫克、锌9.39毫克、硒86.64毫克。

海蛎不仅肉嫩味鲜，而且营养丰富，有"海中牛奶"之美誉，含有多种维生素、牛磺酸及矿物质等多种营养成分，其含碘、锌高，是补锌、补碘的很好选择。

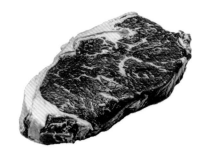

牛肉

【性味】水牛肉：甘，凉。黄牛肉：甘，温。

【归经】入脾、胃经。

【功效】补脾胃，益气血，强筋骨。

【营养成分】每100克牛肉含有热量125千卡、蛋白质19.9克，脂肪4.2克、碳水化合物2克、胆固醇84毫克、维生素A 7微克、维生素B_1 0.04毫克、维生素B_2 0.14毫克、烟酸5.6毫克、维生素E 0.65毫克、钙23毫克、钠84.2毫克、铁3.3毫克。

牛肉营养价值高，蛋白质含量最高，为完全蛋白，且氨基酸组成比猪肉更接近人体的需求。同时牛肉含铁高，对于贫血患者非常适用。牛肉性温，冬天食牛肉，有暖胃功效，是寒冬补益佳品。

猪肾

【性味】咸，平。

【归经】入肾经。

【功效】补肾益阴、利水。

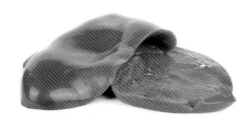

【营养成分】每100克猪肾含有热量96千卡、蛋白质15.4克，脂肪3.2克、碳水化合物1.4克、胆固醇354毫克、维生素A 41微克、维生素B_1 0.31毫克、维生素B_2 0.14毫克、烟酸8毫克、维生素E 0.34毫克、钙12毫克、钠134.2毫克、铁6.1毫克。

古籍《日华子本草》记载其"肾有虚热者宜食之。若肾气虚寒者，非所宜矣。"现代营养学认为猪肾富含优质蛋白，同时A、B族维生素含量丰富，具有一定的免疫调理功能。烹调时，不宜选用煎炸。高脂血症、高胆固醇者应慎食。

(三）蔬菜

白菜

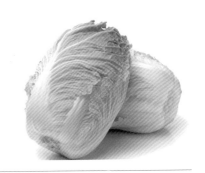

【性味】平，甘。

【归经】入胃、大肠经。

【功效】解热除烦，通利肠胃，养胃生津。

【营养成分】每 100 克白菜含有热量 18 千卡、蛋白质 1.5 克、脂肪 0.1 克、碳水化合物 3.2 克、膳食纤维 0.8 克、维生素 A 20 毫克、维生素 B_1 0.04 毫克、维生素 B_2 0.05 毫克、烟酸 0.6 毫克、维生素 C 31 毫克、维生素 E 0.76 毫克、钙 50 毫克、磷 31 毫克、钠 57.5 毫克、镁 11 毫克、铁 0.7 毫克、锌 0.38 毫克、硒 0.49 微克。

白菜属于十字花科蔬菜，白菜中含有维生素 B 族、维生素 C，钙、铁、磷等微量元素的含量也高。白菜还富含膳食纤维，可以刺激肠胃蠕动，促进排便。

萝卜

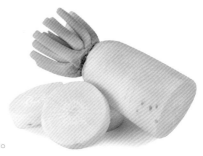

【性味】辛、甘，凉。

【归经】入肺、胃、大肠。

【功效】健脾消食，清热化痰止咳，理气消胀。

【营养成分】每 100 克萝卜含有热量 23 千卡、蛋白质 0.9 克、脂肪 0.1 克、碳水化合物 5 克、维生素 B_1 0.02 毫克、维生素 B_2 0.03 毫克、烟酸 0.3 毫克、维生素 C 21 毫克、钙 36 毫克、磷 26 毫克、钾 173 毫克、钠 61.8 毫克、镁 16 毫克、铁 0.5 毫克、锌 0.3 毫克、硒 0.61 微克。

萝卜味甜，脆嫩、汁多，做法多样，生食熟食皆可，不仅富有营养，并有多种疗效。白萝卜含芥子油、淀粉酶和粗纤维，具有促进消化、增强食欲、加快胃肠蠕动和止咳化痰的作用。本草纲目称之为"蔬中最有利者"，为食疗佳品。

（四）水果

苹果

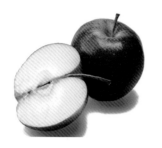

【性味】甘、酸，平。

【归经】入脾、胃、心经。

【功效】健脾养胃，生津止渴。

【营养成分】每100克苹果含有热量54千卡、蛋白质0.2克、脂肪0.2克、碳水化合物13.5克、膳食纤维1.2克、维生素A 3微克、维生素B_1 0.06毫克、维生素B_2 0.02毫克、烟酸0.2毫克、维生素C 4毫克、维生素E 2.12毫克、钙4毫克、磷12毫克、钾119毫克、钠1.6毫克、镁4毫克、铁0.6毫克、锌0.19毫克、硒0.12微克。

苹果营养丰富，富含维生素C、有机酸、多酚、黄酮、矿物质等，同时含有丰富的膳食纤维，具有一定的抗疲劳、预防肠道疾病、降低胆固醇等作用。苹果皮黄酮含量高，因此苹果皮量虽少，但营养价值比较高。

橙子

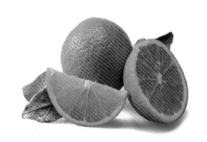

【性味】甘，平。

【归经】入肺、肝、胃经。

【功效】生津止渴，开胃下气，清热除燥，补中益气。

【营养成分】每100克橙子含有热量48千卡、蛋白质0.8克、脂肪0.2克、碳水化合物11.1克、膳食纤维0.6克、维生素A 27微克、维生素B_1 0.05毫克、维生素B_2 0.04毫克、烟酸0.3毫克、维生素C 33毫克、维生素E 0.56毫克、钙20毫克、磷22毫克、钾159毫克、钠1.2毫克、镁14毫克、铁0.4毫克、锌0.14毫克、硒0.31微克。

橙子果肉含有益人体的橙皮苷、柠檬酸、苹果酸、琥珀酸、果胶和维生素C等，可调节人体新陈代谢，尤其对老年人及心血管病患者十分有益。维生素C含量丰富，具有抗氧化功效。橙子中的纤维素可帮助通便并调整胆固醇代谢。

橘子

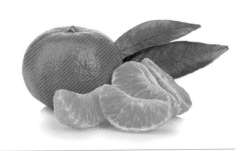

【性味】甘、酸，平。

【归经】入肺、胃经。

【功效】开胃理气，生津润肺。

【营养成分】每100克橘子含有热量46千卡、蛋白质1克、脂肪0.2克、碳水化合物10.3克、膳食纤维0.4克、维生素A 100微克、维生素B_1 0.05毫克、维生素B_2 0.02毫克、烟酸0.3毫克、维生素C 11毫克、钙27毫克、磷5毫克、钾127毫克、钠0.5毫克、镁14毫克、铁0.8毫克、锌0.22毫克、硒0.12微克。含丰富的葡萄糖、果糖、蔗糖、苹果酸、柠檬酸等。

橘子维生素C含量高，同时，含有丰富的植物化合物和黄酮类化合物，其中的大多数物质均是天然抗氧化剂。橘子富含胡萝卜素，能够增强人体在黑暗环境中的视力和治疗夜盲症。橘子不宜食用过量，吃太多会使肤色变黄，不过只要停吃一段时间，就能让肤色渐渐恢复正常。

冬枣

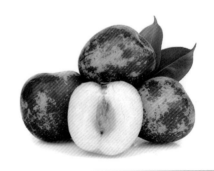

【性味】甘、平，温。

【归经】入肝、肾经。

【功效】益气补虚，健脾养胃。

【营养成分】每100克冬枣含有热量125千卡、蛋白质1.1克、脂肪0.3克、碳水化合物30.5克、膳食纤维1.9克、维生素B_1 0.06毫克、维生素B_2 0.09毫克、烟酸0.9毫克、维生素C 243毫克、维生素E 0.78毫克、钙22毫克、磷23毫克、钾375毫克、钠1.2毫克、镁25毫克、铁1.2毫克、锌1.52毫克、硒0.8微克。

冬枣维生素C的含量尤其丰富，是苹果维生素C含量的70倍、梨的100倍、金丝小枣的20倍，同时富含膳食纤维和B族维生素，有"活维生素丸"之美誉。

四、常见药物

（一）滋补肾精

枸杞子

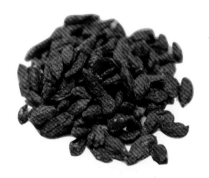

【性味】甘，平。

【归经】入肝、肾、肺经。

【功效】滋补肝肾，明目，润肺。

【现代药理成分】抗氧化，抗肿瘤，抗炎，肝保护，神经保护，抗微生物及辐射保护活性等。

熟地黄

【性味】甘，微温。

【归经】入肝、肾经。

【功效】滋阴补血，益精填髓。

【现代药理成分】延缓衰老，改善体内醛固酮水平，促进血细胞生成。

菟丝子

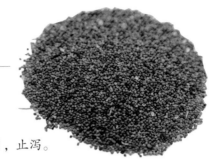

【性味】甘，温。

【归经】入肝、肾、脾经。

【功效】滋补肝肾，固精缩尿，安胎，明目，止泻。

【现代药理研究】调节免疫，调节生殖内分泌系统，营养神经，抗氧化，抗衰老，保肝明目等。

肉苁蓉

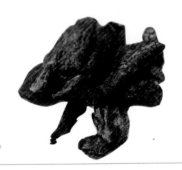

【性味】甘、咸，温。

【归经】入肾、大肠经。

【功效】补肾阳，益精血，润肠通便。

【现代药理研究】润肠通便，保肝，抗骨质疏松，抗氧化，抗衰老，抗疲劳等。

黄精

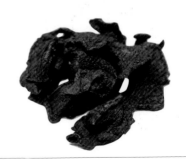

【性味】甘，平。

【归经】入肺、脾、肾经。

【功效】健脾益气，润肺滋阴，补肾。

【现代药理研究】抗衰老，降血糖，降血脂，防止动脉粥样硬化，改善记忆，抗肿瘤，调节免疫，抗病毒，抗炎，抑制皮肤真菌，增强心肌收缩，抗疲劳等。

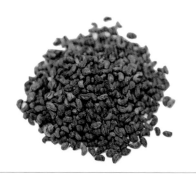

女贞子

【性味】甘、苦，凉。

【归经】入肝、肾经。

【功效】滋补肝肾，明目乌发。

【现代药理研究】抗骨质疏松，抗肿瘤，保肝，调节免疫，降血糖，降血脂，抗炎，抗菌，抗病毒，抗衰老，升高白细胞，双向调节激素，促进头皮毛囊生长，促黑色素细胞迁移等。

杜仲

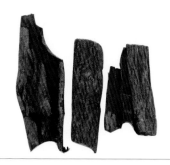

【性味】甘，温。

【归经】入肝、肾经。

【功效】补肝肾，强筋骨，安胎。

【现代药理研究】降压，降血脂，降糖，抗肿瘤，抗菌，抗病毒，抗炎，抗氧化，保肝，护肾，抗骨质疏松，神经保护，免疫调节，镇静催眠，增加胃液和胆汁分泌，松弛子宫平滑肌和改善勃起功能等。

桑椹

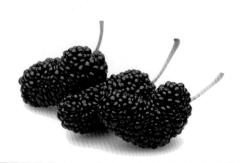

【性味】甘、酸，寒。

【归经】入心、肝、肾经。

【功效】补血滋阴，生津润燥。

【现代药理研究】预防老年痴呆，解酒，抑菌，治疗皮肤色素沉淀性疾病等。

（二）益气补血

黄芪

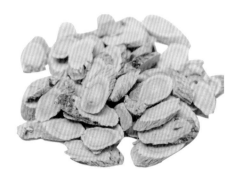

【性味】甘，温。

【归经】入肺、脾经。

【功效】补气固表，利尿托毒，排脓，敛疮生肌。

【现代药理研究】增强免疫，增强抗病毒能力，增强机体耐缺氧能力和应急能力，促进机体代谢，改善心脏功能，降压，保肝等。

党参

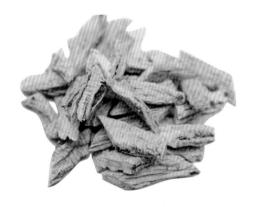

【性味】甘，平。

【归经】入脾、肺经。

【功效】补中益气，健脾益肺。

【现代药理研究】保护胃黏膜，增强免疫力，镇静，催眠，抗惊厥，增强记忆能力。

阿胶

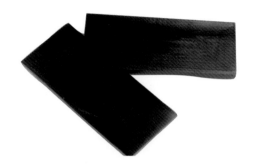

【性味】甘，平。

【归经】入肺、肝、肾经。

【功效】补血滋阴，润燥，止血。

【现代药理研究】抗贫血，保护造血系统，改善血流动力学，止血，升高白细胞，增强机体免疫力，抗肿瘤，促进骨愈合，保护大脑，抗疲劳等。

（三）温肾润肠

黑芝麻

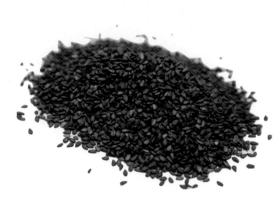

【性味】甘，平。

【归经】入肝、肾、大肠经。

【功效】补肝肾，益精血，润肠燥。

【现代药理研究】保护心血管，保肝，抗氧化，抗衰老，调节脂代谢，降压，抗炎，抗肿瘤，抗癌，保护肾脏等。

（四）活血化瘀

山楂

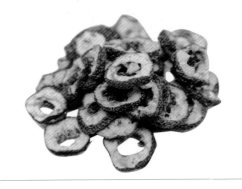

【性味】酸、甘，微温。

【归经】入脾、胃、肝经。

【功效】消食健胃，行气散瘀。

【现代药理研究】调血脂，保护肝脏，降压，抗癌，强心，抗氧化，抗菌，调节免疫，调节胃肠道功能等。

丹参

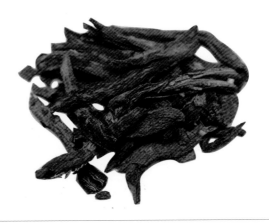

【性味】苦，微寒。

【归经】入心、肝经。

【功效】祛瘀止痛，活血通经，清心除烦。

【现代药理研究】抗心律失常，降低心肌耗氧量，抗心肌缺血，抗血小板聚集，抗高血脂，抗自由基，抗动脉粥样硬化，增强消化系统黏膜防御能力，抗肿瘤等。

当归

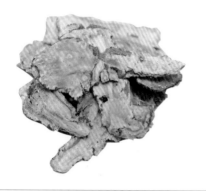

【性味】甘、辛，温。

【归经】入肝、心、脾经。

【功效】补血活血，调经止痛，润肠通便。

【现代药理研究】改善造血功效，增加心脏血供，抗血栓，增加机体免疫，抗肿瘤，镇痛抗炎，抗辐射损伤等。

（五）温通经脉

桂皮

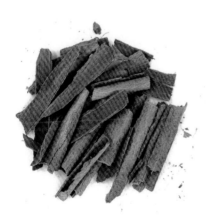

【性味】辛，温。

【归经】入心、肝、脾、肾经。

【功效】暖脾胃，散风寒，通血脉。

【现代药理研究】抗炎，解热镇痛，抗肿瘤，抗菌，降糖，抗肥胖，神经保护。

第二节 | 孟冬

一、气候特点

孟冬，即农历十月份。冬寒破土萌生，草木凋零，虫兽眠冬；北风呼呼，气温骤降入冬，凉意由生；燥邪始退，遇雨则消。包含立冬、小雪两个节气。

二、养生原则——侧重于补肾藏精

孟冬是冬季的第一个节气。冬季养生应顺应自然界闭藏之规律，以敛阴护阳为根本。"冬不藏精，春必病温。"冬季进补宜"封藏"。饮食调养要遵循"秋冬养阴"。秋冬之时，人之阳气收藏于内，阴精相对亏虚，饮食应以补肾精为主，兼顾温阳、益气补血、调补五脏，如乌鸡、鲫鱼、牛奶、核桃、腰果等。同时也要多吃新鲜蔬菜，以避免维生素的缺乏，如萝卜、青菜、木耳等。

冬季五脏属肾，黑色入肾，多食黑色食物，有助于调养肾气，如黑豆、黑芝麻等。冬季心脑血管疾病多发，还可多食一些黑木耳、洋葱、山楂等活血的食物来保护心脑血管。

三、推荐药膳

枸杞子核桃燕麦粥

【功效】滋补肝肾，乌须黑发。

【原料】枸杞子 5 克，核桃仁 20 克，燕麦片 100 克。

【制作方法】核桃仁炒香研末。枸杞子、燕麦共熬粥，粥成后撒入核桃末，随量食用。

【食用方法】每周 1~2 次，代主食食用。

解析 肾为先天之本，所藏之精是生命的原动力，精亏则寿减，毛发肌肤枯憔不泽。粥中核桃、枸杞子为滋补肝肾之品，久食能养益精血。燕麦一味，古人已经发现其"久食甚宜人，头发不白，补虚劳，壮血脉，益颜色，实五脏，止泄，令人肥白滑肌"。中医认为，冬季与肾脏相应，立冬是冬季的第一个节气，此时要注重补肾养阴。枸杞子、核桃、燕麦 3 种食材搭配，既能滋补肝肾，又能乌须黑发。燕麦是高纤维、高蛋白的食物，少量干燕麦片即可冲泡一大份燕麦粥，建议减重人群可作为主食常食。

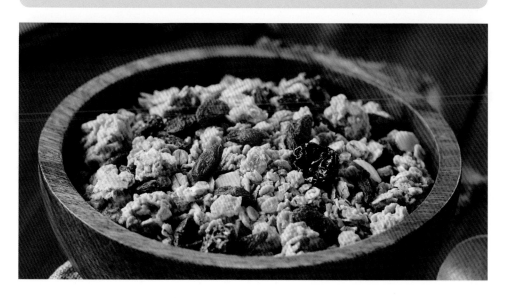

杜仲炒腰花

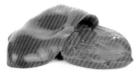
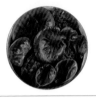
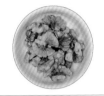

【功效】补肝肾，壮筋骨。

【原料】杜仲5克，核桃仁10克，猪腰1只，黑木耳10克，葱、姜、料酒、油、盐、生粉等适量。

【制作方法】先将杜仲浸泡煎煮取汁。猪腰洗净后切花，用杜仲汁、生粉、盐、料酒腌制；黑木耳用温水发泡，洗净；核桃仁用油炸香；葱洗净切段，姜洗净切丝。炒锅入油烧热后，先下葱姜爆香，再将腰花、黑木耳一同入锅炒熟，下入炸好的核桃仁炒匀，调入盐、味精，用杜仲汁调生粉勾芡即可。

【食用方法】每月1~2次。

解析 杜仲能补肝肾、壮筋骨；猪肾具有补肾气、助膀胱的功能。两者合用搭配核桃仁、黑木耳，能阴阳并调，重于滋化阳气，是助阳健身的药膳方。猪肾为动物内脏，虽然胆固醇高，但适量食用是利大于弊的。胆固醇高者应慎用。

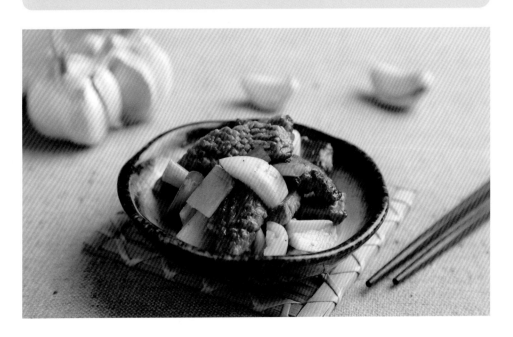

山楂白萝卜炖羊肉

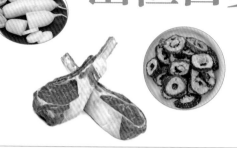

【功效】补脾肾，防食积。

【原料】羊肉150克，白萝卜150克，山楂1个，生姜、葱、料酒、胡椒粉、盐、食用油各适量。

【制作方法】先将羊肉洗净，用开水焯一会；白萝卜去皮洗净，切块；生姜切片，葱切段。锅里倒油，下姜葱、羊肉、白萝卜翻炒，然后加入料酒、胡椒粉、盐和适量清水，大火煮开，转小火慢炖，至肉烂入味即可。

【食用方法】每周1~2次，佐餐食用。

解析 白萝卜健脾消食、化痰去湿、清洁肠道；羊肉健脾胃、益虚劳、助元阳、强筋骨、补精血，适用于虚寒体质、畏寒怕冷、形体瘦弱、产后体虚和老年体衰者等；山楂消食化积、活血散瘀。三者合用既能达到温补之效，同时避免食积和郁而化热之弊。尤其适用于老人、儿童、脾胃虚弱者冬季进补。

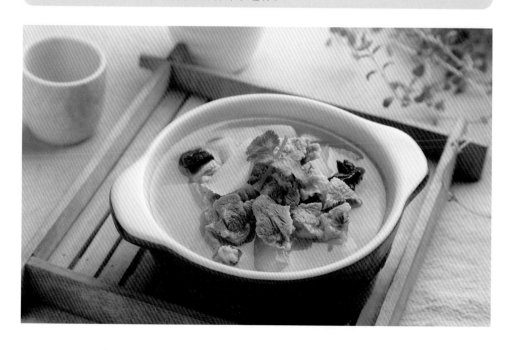

四物炖乌鸡

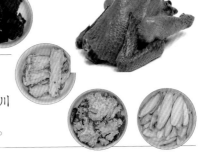

【功效】补益肝肾，补气养血，活血化瘀。

【原料】熟地黄6克，当归3克，白芍3克，川芎2克，乌鸡200克，盐、味精、老酒各适量。

【制作方法】将熟地黄、当归、白芍、川芎布包浸泡10分钟，加适量水煮15分钟，将药汁滤出备用，可根据个人口味调整药汁浓度。乌鸡切块焯水，焯好水的乌鸡放入砂锅内，加入熬好的药汁没过鸡肉块，大火煮开后转小火，煲60~120分钟至鸡肉软烂，出锅前加少许盐、味精、老酒调味即可。

【食用方法】每周1~2次，佐餐食用。

解析 四物汤是中医补血、养血的经典方药。方中熟地黄具有补血滋阴、补精益髓的作用；当归具有补血调经、活血止痛的作用，可补阴中之阳；白芍可补血滋润、缓解疼痛、疏肝健脾；川芎可行气活血、镇定安神、祛风湿止痛、疏肝解郁。"精血同源"，二者之间可相互转化，补血有助于促进精的生成。四物汤搭配可补肝益肾、补气养血的乌鸡，组成一道美味药膳，立冬时节食用可补肝肾、养气血，改善冬季常见的怕冷、手脚冰冷等症状。

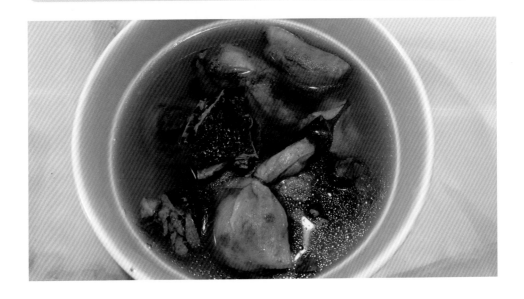

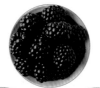

桑杞饮

【功效】滋肾益肺，养肝。

【原料】桑椹 5 克，枸杞子 10 克，麦冬 3 克，红枣 1 个。

【制作方法】上 4 味放入养生壶，加清水 800 毫升，煮沸后转小火 10 分钟，即可饮用。

【食用方法】代茶适量饮用。

解析 枸杞子补益肝肾、清热明目；麦冬润肺养阴、益胃生津、清心安神；桑椹滋阴养血、补肝益肾、生津润肠；红枣补中益气、养血安神、调和药性。四味合煮代茶饮用，使肝肾得滋、血液得充、肺气得定，可保神、安五脏。此茶饮同时可消食补之余热，调和药性，使药膳充分发挥功效。

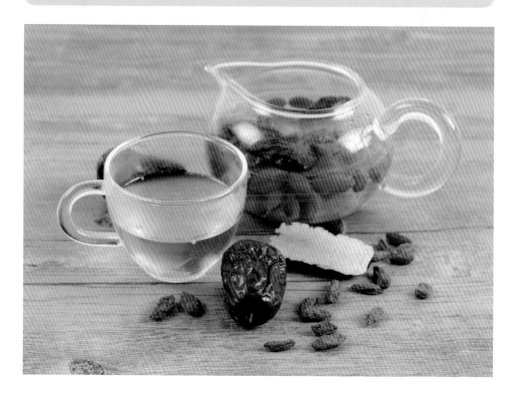

第三节 | 仲冬

一、气候特点

仲冬，即农历十一月份。寒气盛行，山区雪至，若偶有雨至，则湿邪夹杂，加之冷风呼啸，风寒湿裹杂，直透衣被，令人瑟瑟发抖。包含大雪、冬至两个节气。

二、养生原则——侧重于温肾阳，补气血

中医认为，仲冬阳气潜藏，是阴气最盛的时期，饮食宜温肾阳、补气血，适当增加热量摄入，为春生夏长做好准备。大雪之后气温大幅度下降，驱寒暖胃十分重要，可进食牛肉、羊肉、香菜等温热之品以温肾暖脾胃，也有助于祛除内寒，提高机体抗病能力。仲冬开始表示寒冬到来，冬至白昼最短，黑夜最长。冬至过后，各地气候都进入一个寒冷的阶段。古时有"冬至一阳生"的说法，即从冬至开始，阳气开始慢慢回升，生命运动开始由衰转盛，由静转动，是人体阴阳气交的关键时期，重点要调护好"先天之本"和"后天之本"，即脾肾二脏，温肾则机体的代谢能力加强，健脾则人体气血生化作用加强。

南方地区冬季气候不如北方寒冷，需要避免大量食用温补的食材和药材。"善补阳者必阴中求阳"，冬季可适当选用滋阴潜阳之品，如海参、牡蛎等。

三、推荐药膳

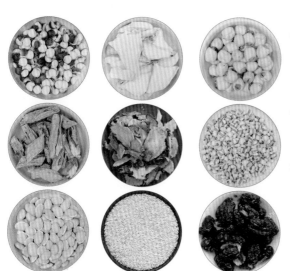

八宝饭

【功效】益气健脾，益寿延年。

【原料】芡实、山药、莲子、茯苓、党参、白术、薏苡仁、白扁豆各5克，糯米150克，红枣10个。

【制作方法】党参、白术、茯苓加水适量煎煮取汁；糯米淘洗干净，将芡实、山药、莲子、茯苓、薏苡仁、白扁豆打成粗末，红枣去核，切小块，与糯米混合；加入药汁，再加适量水煮熟即成。

【食用方法】每周2~3次，代主食适量食用。

【宜忌】血糖控制欠佳的患者建议减少糯米量或改为粳米食用。

解析 这道药膳中的药食，均是平补脾胃之品。党参、白术、茯苓为益气健脾"四君子汤"的组成药物，能调补脾胃；山药平补脾肾，芡实、莲子健脾涩精，白扁豆、薏苡仁健脾渗湿，糯米润养脾阴。这些原料制成八宝饭，有补脾益气之效。小寒过后，此时饮重在温肾补气，食材多温补滋润，可食用这道八宝饭，能健脾益胃，促进消化吸收，使气血生化有源、形神得养。腊八将至，可用这道八宝饭代替传统腊八粥，制作简单，加强益气健脾之力。

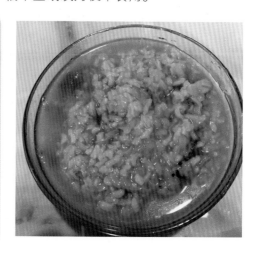

四宝牛肉

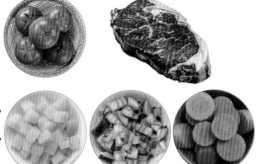

【功效】补脾，益胃，生津。

【原料】西红柿25克，胡萝卜25克，洋葱25克，土豆25克，牛瘦肉250克，番茄酱、料酒、盐、鸡精各少许。

【制作方法】将牛肉洗净切块，焯水后白水煮熟，汤备用；土豆切块，胡萝卜切片，洋葱、西红柿切小块。炒锅内放少许油，把土豆、胡萝卜炒软；锅内留少许底油炒洋葱。将上述食材和牛肉汤、料酒、盐一起放入锅内烧10分钟，出锅前放入少许味精即可。

【食用方法】每周2~3次，佐餐食用。

> **解析** 牛肉是本道药膳的主料，性味甘平，入脾胃经，可益气血、强筋骨；西红柿、胡萝卜、土豆、洋葱均为日常生活常见蔬菜，且都有一定的健脾功效，搭配起来食用，营养美味同时能健脾补虚。非常适合冬季老人小孩温补。

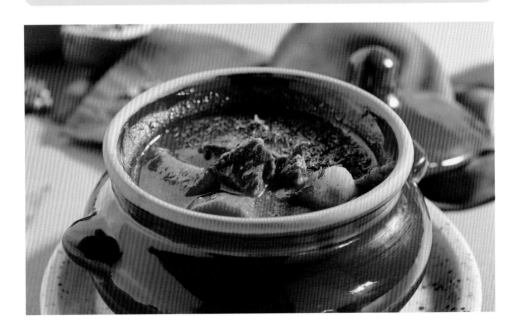

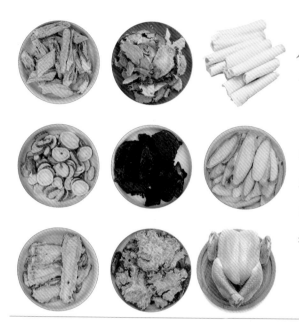

八珍炖鸡

【功效】益气养血，补精填髓。

【原料】党参5克，白术1.5克，茯苓5克，甘草1克，熟地黄5克，白芍3克，当归3克，川芎2克，鸡200克，盐、味精、料酒各适量。

【制作方法】鸡肉切块焯水备用。八珍方加适量水煮15~30分钟，滤药汁备用，可根据个人口味调整药汁浓度。将鸡肉块放入砂锅内，加药汁没过鸡肉块，大火烧沸后继续用小火煮90~120分钟至鸡肉软烂，出锅前加少许盐、味精、料酒调味。

【食用方法】每周1~2次，佐餐食用。

解析 "八珍"为四君子汤、四物汤两个经典方组成，方中党参与熟地黄相配，益气养血；白术、茯苓健脾渗湿，协助党参益气健脾；当归、白芍养血，助熟地黄补益阴血；加用川芎活血行气，使之补气而不滞；甘草益气和中，调和诸药。八珍搭配鸡肉，共奏益气养血、补精填髓之功效。人们在经过了春、夏、秋近一年的消耗，脏腑的阴阳气血会有所偏衰，应合理进补。小寒寒冷，要敛藏精气，此时可食用八珍炖鸡。

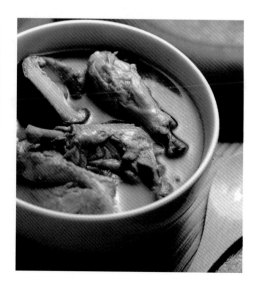

当归生姜羊肉汤

【功效】温阳散寒，养血补虚。

【原料】当归3克，生姜8克，羊肉150克，盐、味精、料酒各适量。

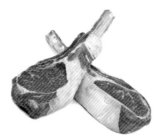

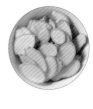

【制作方法】羊肉洗净切块，焯水备用。砂锅内加入羊肉、当归、生姜，加水没过羊肉，大火煮沸后去浮沫，小火炖1.5~2个小时至羊肉熟烂，出锅前加少许盐、味精、料酒调味。

【食用方法】每周2~3次，佐餐适量食用，饮汤食肉。

解析 当归具有补血活血、调经止痛、润肠通便的功效，既补血又行血，补中有动、行中有补；生姜辛温发散逐寒；羊肉温阳养血，是补阳佳品。3种原料配伍，当归温阳活血以通经脉之气，生姜辛温发散以逐凝滞之寒，羊肉温阳养血能补虚以御寒，共奏温阳散寒、养血补虚之功。不仅是寒凝气滞、脘腹冷痛之良膳，也是年老体弱、病后体虚、气血不足者之滋补佳品。冬至之后气温更低，常食可增强体力、抵御寒邪。

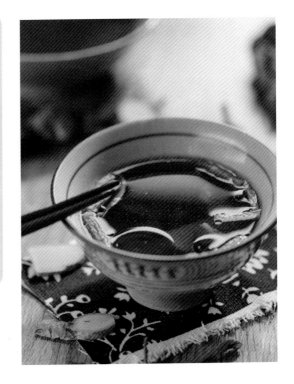

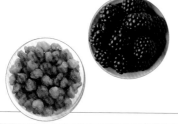

桑椹桂圆饮

【功效】滋阴生血，补心益肾。

【原料】鲜桑椹10克，桂圆肉5克。

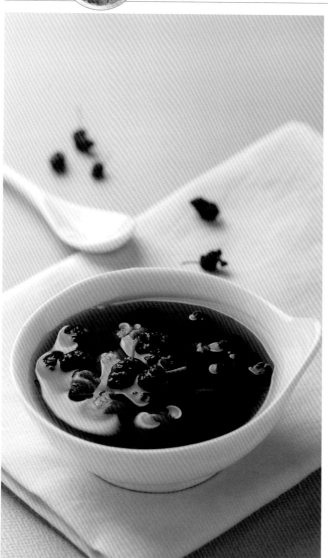

【制作方法】将二物洗净，加水适量，炖烂后即可食用。

【食用方法】代茶适量饮用。

【宜忌】脾胃湿滞、大便溏、舌苔腻者，不宜服用。

解析 桑椹滋阴养血、补肝益肾、生津润肠；桂圆肉甘温入心脾，能够养血益脾、大补气血，适用于体虚老弱、气血不足者，与桑椹合用，滋补心肾而益心肾之体。故全方能滋阴生血、补心益肾，有神疲健忘、头晕眼花、耳鸣失聪、肠燥便秘等症状者可经常食用。

第四节 | 季冬

一、气候特点

季冬，即农历腊月。冬寒至极，冬雪渐消，冷意未消。然梅花斗雪，阳气萌动，气温缓慢上升。包含小寒、大寒两个节气。

二、养生原则——侧重于补肾健脾、散风寒

季冬气候寒冷，民间有句谚语："小寒大寒，冷成冰团"。可以说是全年最冷的季节。人们在经过了春、夏、秋近一年的消耗，脏腑的阴阳气血会有所偏衰，应合理进补。寒是冬季的特征，属极阴之气，主收藏凝滞，因此养生应敛精藏气，扶元固本，重在温肾补气以抵御严寒侵袭，能使来年少生疾病，可选用肉桂、巴戟天等。

季冬恰逢岁末，家家户户，忙着除旧布新、腌制年肴，聚餐、宴会也逐渐增多，应控制热量的摄入，也要注意调理脾胃，特别是健脾、运脾，如党参、黄芪等。避免因饮食不节、过食油腻引起脾失健运、胃肠功效紊乱。

季冬之末，仍处于寒冷时期，也隐隐能感受到春的气息，此时进补仍是一项重要内容。大寒气温仍较寒冷，在温肾益气、滋补阴阳之外，可适当加一些葱白、生姜等具有升散性质的食物以便顺应来年春天的升发之气。

三、推荐药膳

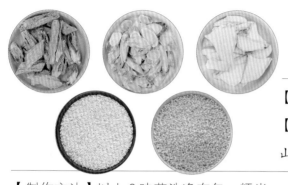

益寿饭

【功效】补气健脾。

【原料】党参5克，黄芪5克，山药5克，糯米100克，小米50克。

【制作方法】以上3味药洗净布包，糯米、小米淘净。加水适量先煮药包，去渣取汁，再入糯米、小米于药汁中，蒸煮成粥或干饭均可。

【食用方法】每周2~3次，当主食适量食用。

解析 黄芪、党参补气；山药健脾补肾；糯米健脾补中益气；小米和中益肾。五味共成益寿饭以补脾温肾，脾胃得补则中自温，温能养气，气充则身自热。适合冬季全身怕冷、四肢不暖、精神易倦、行动无力、呼吸气短、眠差早醒、食少难化的人群。

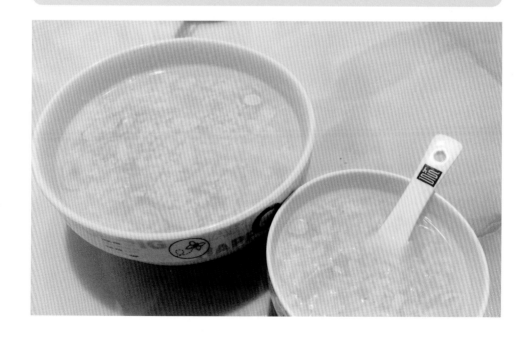

虾仁羊肉羹

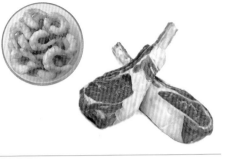

【功效】温肾壮阳。

【原料】虾仁100克，羊肉100克，葱、姜、蒜、食用油、盐、麻油、淀粉等各适量。

【制作方法】将葱洗净切花，姜洗净切片，蒜洗净拍成蒜蓉备用；羊肉用温水洗净切成薄片；虾放入盐水中浸泡10分钟，洗净后切粒。油入锅烧热后用姜片爆炒羊肉片，加水适量，煮沸后放入蒜蓉、虾粒，再煮20分钟左右；加入葱花、盐，淋上麻油，用湿淀粉勾芡即可。

【食用方法】每周1~2次，佐餐食用。

解析 虾仁补肾壮阳，尚有滋阴健胃功效；羊肉也为温补肾阳之佳品，二者合用温肾之力更强。冬日进补重在温肾助阳，中医讲究阴阳调和，擅补阳者当阴中求阳，此膳阴阳兼顾，是冬日温肾壮阳之佳肴。

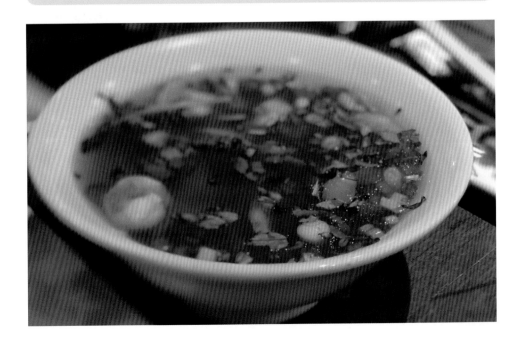

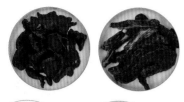

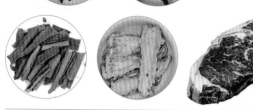

补益牛肉汤

【功效】补虚益气。

【原料】肉苁蓉6克，黄精6克，桂皮0.5克，当归2克，牛肉150克。

【制作方法】以上诸药洗净布包。牛肉洗净切块与药包一同放入砂锅内，加水没过牛肉，小火炖2小时。

【食用方法】每周2~3次，佐餐适量食用。

解析 黄精补脾润肺、益气养阴、生津止渴；肉苁蓉补肾阳、益精血、润肠道；桂皮补元阳、暖脾胃；当归补血、活血、润燥；牛肉蛋白质含量丰富，氨基酸组成比猪肉更接近人体需要，能提高机体抗病能力，可补脾胃、益气血、强筋骨。本膳重在养气阴、补脾胃，同时可驱除内寒、抵御外寒。适合于诸虚百损、腰酸膝软、肾虚、气血亏损等人群。

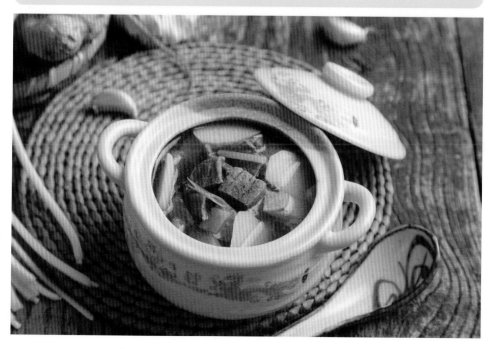

归芪炖鸡

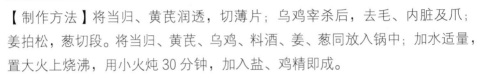

【功效】补气血，益肝肾。

【原料】当归2克，黄芪6克，乌鸡150克，料酒3毫升，葱、姜适量，盐、鸡精适量。

【制作方法】将当归、黄芪润透，切薄片；乌鸡宰杀后，去毛、内脏及爪；姜拍松，葱切段。将当归、黄芪、乌鸡、料酒、姜、葱同放入锅中；加水适量，置大火上烧沸，用小火炖30分钟，加入盐、鸡精即成。

【食用方法】每周1~2次，佐餐食用。

解析 当归补血活血；黄芪补气升阳、益卫固表、利水消肿，是脾虚食少、倦怠乏力的要药；乌鸡是填髓补精之佳品，营养丰富。三者同用，脾胃运化、精血化生、肝肾得补，相得益彰，对于气血亏虚者尤为适用。

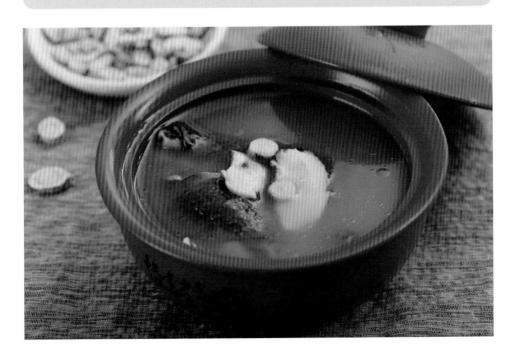

二参红枣饮

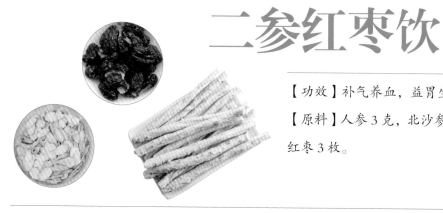

【功效】补气养血，益胃生津。

【原料】人参3克，北沙参5克，红枣3枚。

【制作方法】将红枣洗净，去核；人参、北沙参洗净，润透切片。将红枣、人参、北沙参放入砂锅内，加入清水。砂锅置中火上煮沸，再用小火煮45分钟即成。

【食用方法】代茶适量饮用。

【宜忌】实邪、气滞、怒火盛者忌食。

解析 人参大补元气；北沙参益胃生津；红枣健脾养血。三药配伍，既能大补元气，同时北沙参滋阴生津，能缓解冬季过于温补而产生的燥热。本方气血（阴）双补，可作为季冬常用饮品。

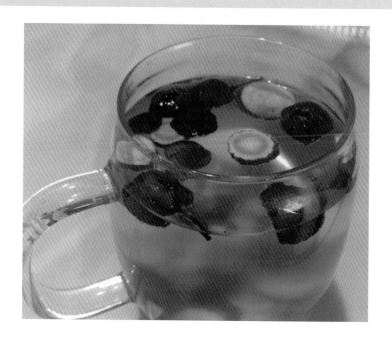

参考文献

［1］彭铭泉.中国二十四节气药膳［M］.北京：人民军医出版社，2007.

［2］谭兴贵.中医药膳学［M］.北京：中国中医药出版社，2003.

［3］辛宝.中医食疗五十二讲［M］.北京：化学工业出版社，2009.

［4］申却娇，姚鸣春.中医营养学［M］.北京：中医古籍出版社，1990.

［5］杨月欣，王光亚，潘兴昌.中国食物成分表［M］.2版.北京：北京大学医学出版社，2009.